ABORDAGENS GRUPAIS EM FONOAUDIOLOGIA

Dados Internacionais de Catalogação na Publicação (CIP)
(Câmara Brasileira do Livro, SP, Brasil)

Abordagens grupais em fonoaudiologia: contextos e aplicações / Ana Cristina Guarinello...[et al.](organizadoras). São Paulo: Plexus, 2007.

Outras organizadoras: Ana Paula Berberian, Ana Paula Santana, Giselle Massi.

Bibliografia.
ISBN 978-85-85689-82-7

1. Afasia 2. Autismo 3. Distúrbios da linguagem 4. Fonoaudiologia 5. Psicoterapia de grupo 6. Surdez I. Guarinello, Ana Cristina. II. Berberian, Ana Paula. III. Santana, Ana Paula. IV. Massi, Giselle.

	CDD-616.855
07-4586	NLM-WV 270

Índices para catálogo sistemático:
1. Fonoaudiologia : Abordagens grupais : Medicina 616.855
2. Terapia grupal : Fonoaudiologia : Medicina 616.855

Compre em lugar de fotocopiar.
Cada real que você dá por um livro recompensa seus autores
e os convida a produzir mais sobre o tema;
incentiva seus editores a encomendar, traduzir e publicar
outras obras sobre o assunto;
e paga aos livreiros por estocar e levar até você livros
para a sua informação e o seu entretenimento.
Cada real que você dá pela fotocópia não autorizada de um livro
financia o crime
e ajuda a matar a produção intelectual de seu país.

ABORDAGENS GRUPAIS EM FONOAUDIOLOGIA
Contextos e aplicações

Ana Paula Santana
Ana Paula Berberian
Ana Cristina Guarinello
Giselle Massi

(ORGANIZADORAS)

ABORDAGENS GRUPAIS EM FONOAUDIOLOGIA
Contextos e aplicações
Copyright © 2007 by autores
Direitos desta edição reservados por Summus Editorial

Editora executiva: **Soraia Bini Cury**
Assistentes editoriais: **Bibiana Leme e Martha Lopes**
Capa: **Dulce Soares**
Diagramação: **Optical Art**

Plexus Editora
Rua Itapicuru, 613, 7º andar
05006-000 São Paulo SP
Fone (11) 3872-3322
Fax (11) 3872-7476
http://www.plexus.com.br
e-mail: plexus@plexus.com.br

Atendimento ao consumidor:
Summus Editorial
Fone (11) 3865-9890

Vendas por atacado:
Fone (11) 3873-8638
Fax (11) 3873-7085

e-mail: vendas@summus.com.br

Impresso no Brasil

Sumário

Prefácio 7
Ivone Panhoca

1. O afásico e seu cuidador: discussões
   sobre um grupo de familiares 11
   Ana Paula Santana
   Fábio Dias
   Maria Regina Franke Serratto

2. Aportes da perspectiva sociocognitiva
   às ações terapêuticas: a experiência do
   Centro de Convivência de Afásicos
   (CCA-Unicamp) 39
   Edwiges Maria Morato

3. A terapêutica grupal na clínica fonoaudiológica
   voltada à linguagem escrita 58
   Maria Letícia Cautela de Almeida Machado
   Ana Paula Berberian
   Giselle Massi

4. O trabalho em grupo e a atuação fonoaudiológica
   com a linguagem escrita em escolas 80
   Claudia Regina Mosca Giroto
   Sadao Omote

5. O grupo de familiares de surdos como espaço de reflexão e de possibilidades de mudança 105

Ana Cristina Guarinello
Cristina Broglia Feitosa de Lacerda

6. Sujeitos autistas em terapêutica fonoaudiológica grupal 121

Ivone Panhoca
Maria Fernanda Bagarollo

7. O grupo terapêutico em fonoaudiologia: uma experiência com pessoas adultas 138

Silvia Friedman
Maria Consuêlo Passos

8. Grupo de avaliação e prevenção de alterações de linguagem 164

Adriana L. F. Laplane
Cecília Guarnieri Batista
Marilda B. Serrano Botega

9. O trabalho em grupo na área de voz: considerações sobre a prática grupal educativa e terapêutica 188

Léslie Piccolotto Ferreira
Susana Pimentel Pinto Giannini
Daniela Cais Chieppe

10. Grupo de apoio ao paciente submetido à cirurgia de cabeça e pescoço 203

Rosane Sampaio Santos
Lauro Araki

Currículo dos autores 212

Prefácio

O contexto grupal apresenta-se diante do fonoaudiólogo com peculiaridades e necessidades bastante distintas da terapia individual. Além disso, diante do grupo, ficam claras as concepções do profissional: o que é, para ele, linguagem; o que é, para ele, viver em grupo; o que é, para ele, o/um ser humano.

O que significa, para o profissional, despir-se do poder e se entregar aos movimentos grupais, sem perder de vista seus objetivos e sem deixar de ser o mediador dos processos que ali transcorrem? Qual sua capacidade de envolvimento e de se deixar envolver, sem se perder nem permitir que o grupo se perca?

Difícil encontrar, na literatura fonoaudiológica, material sobre atividades em grupo que não mencione – muitas vezes com destaque – o fato de elas terem tido, na origem, o objetivo de "atender à demanda". Preocupa-me, acima de tudo, o fato de tais observações passarem a mensagem de que "atender à demanda" desmerece ou deprecia as atividades grupais.

Não vejo nenhum problema em se buscar atender à demanda. Mais que isso, penso que criar mecanismos de fazê-lo, em especial diante de população tão carente e desassistida como a de nosso país, é quase uma obrigação de todo profissional da saúde e da educação.

A questão, a meu ver, não é essa. A questão é o que fazemos quando nos defrontamos com "a demanda" e com a realidade que emerge ao nos propormos a desenvolver ações coletivas, ações grupais.

Muito mais que ser um conjunto de pessoas, o grupo terapêutico tem mecanismos de funcionamento próprios. O grupo é um organismo único. Tem vida (própria). O grupo expõe. O grupo revela. É difícil *enganar* o grupo.

Espaço de tensões e angústias que favorecem ressignificações e reconstruções, o grupo aciona, possibilita e favorece reflexões. Os movimentos grupais não são lineares; ao contrário, o grupo caracteriza-se pelo constante ir-e-vir.

Por essas e outras razões, a fonoaudiologia só tem a ganhar quando se volta para as questões da grupalidade com seriedade, respeito e profundidade – características, aliás, evidenciadas neste livro.

Ana Paula Santana, Fábio Dias e Maria Regina Franke Serratto mostram que as ações e intervenções propostas no exercício do grupo terapêutico-fonoaudiológico podem levar os atores a assumir seus próprios dizeres, expondo – por meio deles – suas angústias, necessidades e limitações. Ao fazer isso, os atores colocam em cena uma figura ainda relegada a segundo plano na fonoaudiologia (ao contrário do que ocorre em outras áreas da saúde), o *cuidador*, deixando claro que as relações do paciente afásico com seus familiares são, claramente, do âmbito da fonoaudiologia.

Edwiges Maria Morato nos mostra como o Centro de Convivência de Afásicos (CCA) – referência nacional nos trabalhos com afasias/afásicos – "inscreve-se, pois, como alternativa às terapias ou grupoterapias tradicionais". A autora mostra como os trabalhos que desenvolve salientam "aspectos que fazem das dinâmicas e situações interacionais um fator de intervenção social e terapêutica no contexto das afasias". Na perspectiva grupal, ela destaca "que os movimentos lingüístico-discursivos realizados pelos sujeitos afásicos em suas práticas discursivas estão relacionados a ações reflexivas levadas a cabo interativa, colaborativa, intersubjetivamente".

Maria Letícia Cautela de Almeida Machado, Ana Paula Berberian e Giselle Massi trazem importantes considerações sobre as possibilidades do grupo terapêutico voltado a sujeitos com comprometimentos da linguagem escrita – sujeitos, portanto, já "marcados", em algum grau, por todos os conflitos, tensões e angústias geradas pela "incapacidade" de dominar a escrita. As autoras enfocam o grupo como potencialmente capaz de contribuir com a "a emergência de processos favoráveis ao desenvolvimento da linguagem e do sujeito".

Claudia Regina Mosca Giroto e Sadao Omote, ao analisar trabalhos realizados em escolas com a linguagem escrita, ressaltam os conflitos gerados, entre os membros do grupo, pela contraposição de idéias e de práticas cotidianas e as contradições que aparecem nessa contraposição, destacando que o contexto grupal favorece o surgimento de condições para a análise das particularidades envolvidas na interação dos membros do grupo.

Ana Cristina Guarinello e Cristina Broglia Feitosa de Lacerda, tendo como base experiências com grupos de familiares de surdos, mostram que o cenário do grupo terapêutico não é sempre tranqüilo, pacífico e harmônico. Ao contrário; nesse cenário observam-se "raivas, discordâncias, crenças, cumplicidade com pares, mudanças de atitudes marcadas pela reflexão ao longo do tempo", cabendo ao profissional estar preparado para nadar por esses mares intranqüilos.

Ivone Panhoca e Maria Fernanda Bagarollo mostram que a inserção de sujeitos autistas em atividades grupais permite que se coloque em discussão um "dado" sobre sujeitos autistas: eles, realmente, não interagem? Não buscam estabelecer relações com o outro? As análises feitas pelas autoras mostram que, quando em situações grupais mediadas pela terapeuta, pela linguagem e pelos instrumentos, as crianças autistas estabelecem relações entre elas que favorecem o desenvolvimento lingüístico e geral.

Silvia Friedman e Maria Consuêlo Passos analisam ações grupais desenvolvidas com um grupo de pessoas gagas com base em princípios conceituais da psicanálise de grupo. Deixando claro que o grupo "ressalta o papel do outro", as autoras mostram como a grupalidade pode auxiliar no aparecimento concreto da capacidade de falar, fazendo que a pessoa assuma a gagueira nos contextos em que se sentiria impedida de fazê-lo.

Adriana L. F. Laplane, Cecília Guarnieri Batista e Marilda B. Serrano Botega, ao falar sobre intervenções grupais que visam à avaliação e prevenção de alterações de linguagem, destacam a importância das concepções de sujeito, de linguagem e de desenvolvimento humano que norteiam o trabalho do profissional. Também deixam claro o quanto avaliar a linguagem (ou a cognição) implica muito mais do que simplesmente avaliar.

Léslie Piccolotto Ferreira, Susana Pimentel Pinto Giannini e Daniela Cais Chieppe trazem o que chamam de *vertentes educativas* e *vertentes terapêuticas* dos trabalhos com voz, mostrando que "o espaço que é inicialmente uma união de pessoas com interesses comuns transforma-se em grupo terapêutico ao acolher o sofrimento dos participantes e possibilitar o processo de transformação".

Rosane Sampaio Santos e Lauro Araki nos mostram, com sensibilidade, o poder do grupo na emergência de questões que afloram de pessoas cujas imagem e voz passaram por mudanças – "Eu não perdi somente a voz... perdi a capacidade de expressar quem eu sou..."

Temos nesta obra, portanto, material para pensarmos e repensarmos não meramente as ações fonoaudiológicas grupais, mas para fazê-lo em relação à Fonoaudiologia, de acordo com o que o fazer fonoaudiológico grupal nos revela sobre o sujeito da clínica fonoaudiológica.

Ivone Panhoca

Fonoaudióloga e professora da Faculdade de Fonoaudiologia da puc-Campinas, doutora em Ciências pelo Instituto de Estudo de Linguagem da Unicamp e pós-doutora pela University of Houston, pela Washington University em St. Louis e pela Universidade de Salamanca.

1. O afásico e seu cuidador: discussões sobre um grupo de familiares

Ana Paula Santana
Fábio Dias
Maria Regina Franke Serratto

*Olha, antes eu só tinha o padre para falar,
mas agora, com esse grupo, eu posso dizer:
é preciso ter cinco sacos, e não apenas um,
para agüentar tudo isso.*

(Relato de Dimas, cuja esposa é afásica)

A linguagem, por sua complexidade, desempenha papel fundamental em nossa vida. A linguagem serve não só para comunicar o que queremos, informar nossas decisões, mas também para contar piadas, mentir, explicar, argumentar, sendo o principal mediador de nossas interações sociais. Está diretamente relacionada com o pensamento, com os demais processos cognitivos, com o modo de organizar e categorizar o mundo. Ela desempenha, também, imprescindível papel na construção da subjetividade – que nada mais é do que a capacidade de nos apropriarmos daquilo que queremos tomar como nosso –, possibilitando assim a constituição do que chamamos *eu*. Tomamos aqui as palavras de Benveniste (1976, p. 285):

Não atingimos nunca o homem separado da linguagem e não o vemos nunca inventando-a. Não atingimos jamais o homem reduzido a si mesmo e procurando conceber a existência do outro. É o homem falando que encontramos no mundo, um homem falando com outro homem, e a linguagem ensina a própria definição de homem.

Portanto, levando em conta o papel crucial que a linguagem desempenha em todas as atividades e facetas de nossa vida (social, afetiva, ocupacional, cognitiva etc.), não é difícil imaginar o impacto das afasias[1] nas ações comunicativas, interativas e interpretativas com as quais lidamos cotidianamente e que nos dão identidade pessoal e reconhecimento social (Morato *et al.*, 2003).

Pelas mudanças que acarreta na vida familiar e social do sujeito, a afasia é uma patologia que afeta tanto os afásicos quanto seus familiares. Ela promove, assim, uma ruptura abrupta, uma espécie de caos reinante na vida de um sujeito e daqueles com quem ele convive. Há, em geral, uma supressão de interações sociais, já que os amigos afastam-se e o afásico é, normalmente, impossibilitado de trabalhar. Afastado do trabalho, os familiares tornam-se uma das únicas possibilidades de interação do sujeito. Em alguns casos, o próprio afásico se vê isolado socialmente em função das dificuldades comunicativas, locomotoras e, também, pelos sentimentos de vergonha diante de sua "nova" condição.

Para Labourel e Martin (1995), os atos mais comuns tornam-se experiências novas às quais é preciso adaptar-se. A velha rotina e o hábito não têm mais valor. Diante do telefone que toca, do vendedor numa loja, do encontro com vizinhos, um sentimento de pânico impede qualquer resposta. O afásico desconfia de si, teme suas incompetências, prefere evitar esse desconforto e viver isolado. Fica mergulhado em seu meio familiar, onde tenta passar despercebido.

> O afásico é alguém que intimida seus familiares. Ele se sente envergonhado de sua condição atual quando comparada às suas capacidades anteriores; provoca pena e sugere indulgência, da mesma forma como são desculpadas crianças ou pessoas com deficiência mental. O afásico percebe esses sentimentos e sofre por ser vítima dessa fatalidade. [...] Ao precisar racionalizar esse acontecimento que transtorna toda sua vida, ressente-se também do "outro", que se omitiu e deixou a doença chegar. O afásico culpa o familiar por desatenção, por negligência, por abuso. Diante dessa inexplicável fatalidade, não se pode demonstrar nenhuma fraqueza. (Labourel e Martin, 1995, p. 90-1)

A relação dos afásicos com os familiares e amigos também tem sido descrita na literatura (Boisclair-Papillon, 1995; Labourel e Martin, 1995) no que diz respeito à superproteção familiar ou ao isolamento dos amigos e colegas de trabalho que recorrem à idéia de que os afásicos são seres infantilizados ou vítimas de fatalidade, incapazes de praticar as atividades mais elementares do cotidiano e da vida em sociedade. A não-aceitação da condição de afásico faz a paciência e a expectativa desmesuradas se transformarem em frustração, sentimento de abandono e raiva – que acabam, invariavelmente, imputando ao afásico uma espécie de culpa por ter sofrido uma lesão cerebral. Separação conjugal, isolamento social, perda do posto profissional, perda de autoridade, rejeição de amigos e de parentes, informação médica inexistente ou inadequada ao afásico leigo, perícias médicas que determinam superficialmente o diagnóstico de invalidez para o trabalho são temas recorrentes na história de vida dos afásicos.

Lima (2004), ao entrevistar familiares de afásicos, afirma que nenhum deles foi orientado sobre a afasia; por esse motivo, todos se queixaram do desconhecimento sobre a forma de lidar com o afásico, como também do desgaste emocional e físico desde que assumiram o papel de cuidador. Houve uma inversão de papéis sociais: esposos que não cuidavam da casa passaram a assumir total responsabilidade, e as esposas modificaram a rotina diária para assumir responsabilidades financeiras.

Se, de um lado, o afásico torna-se digno de pena para a família, de outro, ele a convoca a um novo papel: o de cuidador. Esse papel não é opcional, e sim, de certa maneira, obrigatório. Portanto, há um cuidador que assume as responsabilidades sobre esse afásico, desde cuidados com higiene pessoal e alimentação até a tomada de decisões relativas aos aspectos financeiros e pessoais. Esse cuidador, de modo geral, é do sexo feminino e faz parte da família. Ressalte-se que, nas classes mais privilegiadas economicamente, ocorre também a contratação de um profissional técnico que assume essa função, mas sempre sob a responsabilidade de um membro familiar.

Estudos (Karsch, 2003) demonstram que 92% dos cuidadores são mulheres (44,1% esposas e 31,3% filhas). Ou seja, há uma ordem socialmente legitimada que atribui à mulher esse papel. O cuidar torna-se, assim, uma obrigação da qual esse familiar não consegue escapar. Cuida-se do outro por tempo indeterminado. A vida diária do cuidador restringe-se às necessidades do idoso com seqüelas, e a dedicação torna-se exclusiva (Souza *et al.*, 2005).

Segundo Diogo, Ceolim e Cintra (2005), a designação do cuidador é informal e resulta da dinâmica familiar, embora tenha relação com alguns critérios: gênero (geralmente as mulheres); parentesco (na maioria, os cônjuges); proximidade física (quem vive com o idoso); proximidade afetiva (estabelecida pela relação conjugal e pela relação entre pais e filhos). Esse papel de cuidador envolve algumas características particulares: rotina de cuidados básicos, desconhecimento e falta de informações, sobrecarga de trabalho para um único cuidador, exacerbação ou afloramento de conflitos familiares, dificuldade para se adaptar às demandas da situação de cuidador. Os estudos também apontam alguns fatores positivos, como crescimento pessoal, aumento dos sentimentos de realização e de retribuição, aprimoramento no relacionamento interpessoal, aumento da significação da vida, bem-estar com a qualidade do cuidado oferecido.

Tomar conta de outra pessoa diariamente envolve ainda sentimentos do cuidador com relação ao afásico e à própria afasia. Há especificidades quando se trata de afasias e, principalmente, do próprio afásico. De acordo com Hora e Souza (2005), as mudanças de comportamento do sujeito após o episódio cerebral também afetam diretamente a saúde psicofísica do cuidador familiar em função do temperamento explosivo, da depressão, da irritabilidade, da ansiedade e da dependência.

Karsch (2003) ressalta a necessidade urgente de se preocupar com os cuidadores familiares. Para a autora, essa atenção também deve se voltar para a estrutura familiar na qual nossa sociedade está inserida. O impacto do AVC – acidente vascular cerebral – nas relações familiares é muito grande, promovendo mudanças que vão desde o lado afetivo a finanças, relações de poder, reorganização familiar. Outros estudos (Serna e Souza, 2006) também se referem a modificações nos papéis sociais dos cuidadores que acabam por refletir em toda a família.

Bocchi, em sua pesquisa sobre cuidadores de pessoas que sofreram AVC, afirma que há dois modos de cuidar: 1) incentivando o doente a recuperar sua autonomia; 2) sem estimular a autonomia do doente.

Há de se considerar ainda que o cuidador do familiar vislumbra uma liberdade desse papel – embora, em muitos casos, dependendo da gravidade da seqüela do AVC, ele acabe por decepcionar-se com a não-recuperação do doente. Ser cuidador acaba por trazer poucas satisfações ao familiar em virtude da sobrecarga do papel, levando-o a necessitar de assistência efetiva por parte das políticas públicas de saúde atualmente, muito precárias. A formação de grupos de cuidadores pode ser, assim, uma saída para essa assistência precária, como veremos a seguir.

Sobre grupos de cuidadores

A preocupação sobre o papel da família no processo terapêutico não é recente (Gomes, 1999; Jakubovikz e Cupello, 1996; Lamônica, 2000). As orientações aos pais e familiares têm sido consideradas coadjuvantes e, até mesmo, ponto principal da evolução terapêutica. Nas afasias, as orientações aos familiares são, com freqüência, realizadas após a avaliação e, de maneira eventual, durante o atendimento. Contudo, esse é o espaço do afásico, e não da família, que, geralmente, pouco se coloca em um espaço que "não lhe é reservado".

A constituição de um grupo de cuidadores vem, justamente, suprir essa necessidade. O espaço do grupo permite que os familiares e/ou cuidadores possam expressar melhor suas queixas, dúvidas e demais sentimentos. O objetivo também é diminuir o isolamento social, pois muitos cuidadores sentem-se "castigados pelo destino" e em constante sofrimento pessoal. A discussão em grupo de questões como essa é importante, uma vez que o espaço acaba se tornando um lugar para se compartilhar sentimentos e histórias de vida.[2]

A importância do grupo de cuidadores já vem sendo relatada na literatura desde o final dos anos 1990 (Vinogradov e Yalon, 1992;

Souza *et al.*, 2005; Cerqueira e Oliveira, 2002). Para Diogo, Ceolim e Cintra (2005), os programas de cuidadores poderiam ser divididos em: grupo de apoio conduzido, grupo de treinamento conduzido profissionalmente e psicoterapia. De modo geral, esses grupos são coordenados por profissionais ligados às áreas de enfermagem, de fisioterapia e de psicologia, e apresentam as seguintes características:

- Objetivos principais: trocar informações sobre a doença e os cuidados com o doente, reduzir o isolamento dos cuidadores, direcionar os problemas emocionais e de relacionamento que possam emergir do cuidador, visando assim seu bem-estar físico e emocional.
- Tempo dos encontros: variam de 5 a 36 horas de discussão.
- Temas discutidos nas reuniões: a instalação da esperança; o intercâmbio social e o compartilhamento de problemas; a orientação sobre os problemas da vida; o apoio e a aceitação mútua; o altruísmo e o aumento de auto-estima; a aprendizagem interpessoal e o desenvolvimento da socialização; o comportamento imitativo; a capacidade de expressar emoções e de ser aceito; a flexibilização de papéis e a reedição corretiva do grupo familiar primário, além de percepção da responsabilidade e da autonomia do sujeito no grupo e em sua própria vida; o processo de envelhecimento; doenças mais comuns na velhice; uso de medicamento; alimentação do idoso; noções básicas de higiene; vestuário e cuidados com a pele; instabilidades e quedas; transferências e adaptações ambientais.
- Resultados: em geral, os estudos realizados apontam para a importância de grupos de apoio aos cuidadores de idosos, já que estes proporcionam alívio emocional, diminuem o estresse dos cuidadores e estimulam o autocuidado. O grupo também motiva o cuidador a desenvolver uma postura assertiva que pode ser entendida como a expressão objetiva das necessidades, além da importância do apoio social formal e informal no âmbito do grupo. Ressalta-se

ainda a importância da criação da integração de grupos de auto-ajuda e da organização de grupos para a reivindicação de direitos sociais.

Na literatura fonoaudiológica, encontramos poucos relatos sobre grupos de orientação para familiares de afásicos (Michelini e Caldana, 2005; Machado, 2004). Michelini e Caldana (2005), por exemplo, citaram em sua pesquisa cinco encontros mensais com cuidadores. Os encontros tiveram duração de uma hora. Foi realizada uma entrevista prévia e outra no final do encontro para verificar a efetividade desse trabalho com os doze participantes. Nos encontros, discutiram-se as seguintes temáticas: 1) como a família pode auxiliar no tratamento fonoaudiológico e o objetivo dos encontros; 2) o conceito de afasia (tipos, sintomatologia, fatores de risco); 3) as alterações de comunicação e de comportamento; 4) as estratégias facilitadoras de comunicação; 5) a equipe multidisciplinar e a família.

Como resultado da pesquisa, as autoras concluíram que os familiares dos pacientes também precisam de atenção e orientação para que se tornem facilitadores da comunicação. O familiar atravessa momentos angustiantes, com medo do que não conhece bem e que tem de conhecer de imediato. Há, ainda, implicações no isolamento do paciente com relação ao seu estado emocional, já que os familiares relatam a irritação dos afásicos quando não são compreendidos. O resultado do estudo demonstra que as dificuldades na comunicação dos pacientes lesionados cerebrais adultos influenciam diretamente nas relações dos familiares, e estes não demonstraram conhecimento sobre a conceituação, a sintomatologia, os fatores causais e de risco das afasias, bem como sobre estratégias para facilitar a comunicação.

Machado (2004) também enfatiza o papel da família na reabilitação do afásico, uma vez que esta pode constituir-se no único referencial para ele. Em sua pesquisa sobre grupo de cuidadores, a autora selecionou dez afásicos e seus cuidadores, excluindo os que apresentavam relações conflituosas com os afásicos e que não acharam necessárias as orientações. Com os afásicos foi realizada uma avaliação; com os cuidadores, entrevistas prévias que indagavam sobre a qualidade de vida dos afásicos. Além disso, o objetivo da pesquisa também era avaliar a percepção dos cuidadores com relação às habilidades lingüísticas entre o cuidador e o afásico. Obteve-se uma amostra da conversação entre eles. Após as avaliações, foram realizados seis encontros semanais de cinqüenta minutos em grupo para a discussão dos seguintes aspectos:

1) conceitos de afasia e de acidente vascular encefálico;
2) produção e compreensão da linguagem, alterações da fala e da linguagem, como ajudar o afásico;
3) efeitos psicológicos da afasia nos parentes, cuidadores e familiares e sugestões para aliviar o estresse causado na afasia (esse encontro foi conduzido também por um psicólogo);
4 a 6) como se dá a conversação e como ajudar o afásico na conversação (essas sessões apoiaram-se na amostra de fala do cuidador e do afásico).

Como conclusão, a autora relata a vantagem do programa com ênfase em aspectos educativos para o cuidador e para os afásicos mais graves. Segundo ela, esse método permitiu evidenciar os prejuízos lingüísticos e as habilidades de conversação, estratégias empregadas para lidar com as dificuldades. A autora ainda ressalta que, pela complexidade da reabilitação e a dificuldade de se eleger indicadores de mudanças na comunicação, muitas lacunas ainda estão em aberto. As orientações aos cuidadores mostraram aproveitamento mais expressivo quando considerados os relatórios dos participantes, e menos expressivo quando considerados do ponto de vista estatístico os indicadores do programa estudado. Os resultados do estudo apontaram também para a necessidade de revisão de indicadores de eficácia de programas dessa natureza.

Com o que apresentamos anteriormente, podemos levantar dois aspectos gerais de programas para cuidadores: 1) a preocupação com a saúde (física e mental) do cuidador; 2) a preocupação com a reabilitação do afásico, razão pela qual enfatizam-se informações e orientações para os cuidadores. Os programas, em geral, têm tempo determinado e, quando discutem questões emocionais, estas parecem estar relacionadas aos sentimentos do cuidador, e não às relações entre o cuidador/familiar e o afásico.

Partindo de um outro olhar sobre o afásico e sua família, acreditamos que outras questões são relevantes para a discussão desse processo. Em primeiro lugar, o afásico encontra-se isolado, não apenas por uma questão de dificuldade de linguagem, mas também por fatores relacionados ao modo como o cuidador/familiar concebe, geralmente, esse afásico, como sujeito incompetente, digno de pena. Essa imagem tem ligação ainda com o tipo de interações já vivenciadas antes da afasia. Nesse estudo, como veremos adiante, verificou-se que as orientações, inicialmente dadas com relação à afasia ou a como lidar com o afásico, têm relação direta com os aspectos subjetivos, os quais são o cerne do processo.

Apresentaremos a seguir como, por meio do estudo de nosso grupo, chegamos a essas considerações.

O grupo de cuidadores da Universidade Tuiuti do Paraná[3]

O grupo de familiares/cuidadores foi criado no ano de 2004 e surgiu do grupo de afásicos[4], já que os familiares interagiam informalmente enquanto aguardavam os afásicos nas atividades de grupo. Assim sendo, esse grupo passou a ser coordenado quinzenalmente, durante o primeiro ano, pela mesma fonoaudióloga responsável pelo grupo de afásicos. Inicialmente, teve-se como objetivo esclarecer a família a respeito da afasia, suas causas e suas conseqüências, a necessidade do atendimento interdisciplinar com palestras proferidas por profissionais de áreas afins, discussões sobre os afásicos no grupo e no contexto familiar, mudança do olhar da família sobre o afásico, mudança na qualidade das interações. Foi distribuído o livro *Sobre as afasias e sobre os afásicos* (Morato *et al.*, 2003) e, em alguns encontros, abordaram-se temas apresentados no livro, como a dificuldade dos afásicos, o isolamento social, a alta terapêutica, atendimentos interdisciplinares e questões sociais e familiares. O grupo possuía, portanto, caráter mais informativo.

Tinha-se a expectativa de que tais discussões promovessem uma mudança de postura dos familiares em relação ao afásico e, em conseqüência, uma melhora no quadro do afásico e no papel que este ocupava na família. Contudo, com o decorrer dos encontros, percebeu-se que tais discussões produziam poucas mudanças de ordem mais subjetiva/interativa; as modificações ocorridas ficaram circunscritas às ações práticas, como a busca do atendimento interdisciplinar. A resistência às mudanças tinha como ponto central as relações, novas e velhas, que os cuidadores mantinham com o afásico.

Questões como essas nos levaram a propor a entrada de um psicólogo para o grupo. Tal proposta foi apresentada logo após a palestra desse profissional, e aceita pelos familiares. Eles consideraram importante a participação do psicólogo, que segue uma abordagem psicanalítica, em função da demanda emocional comum a todos (dificuldade de lidar com a nova situação, sofrimento diante da afasia, baixa expectativa em relação ao prognóstico).

O grupo, com o psicólogo e a fonoaudióloga, mudou seu estatuto. A questão central, que antes era a afasia, passou para as relações, novas e velhas, dos familiares com os afásicos. A presença da fonoaudióloga no grupo, se, por um lado, elucida questões relacionadas às dificuldades de linguagem, de interação, por outro, "mascara" o estatuto do grupo como de caráter psicoterapêutico – os familiares o concebiam como um espaço para falar do afásico, e não de si mesmos.

Há, de certa maneira, um distanciamento do papel efetivo do psicólogo, já que a patologia não é da família e eles não vieram em busca de análise. Assim, o movimento de falar vem de modo velado. Ora o desejo de saber corresponde à afasia e ao afásico, porque o problema é do afásico, e não do familiar; ora desponta o desejo de falar de si mesmo, que aparece quase sempre de forma indireta. Sendo assim, os familiares concebem o psicólogo – tal qual consideram a fonoaudióloga – como terapeuta do grupo, e não como terapeuta particular.

A situação que ocorre é singular. O ponto em comum é o afásico, que, embora não participe do grupo, representa demanda de ambos os lados. Demanda, aliás, contínua, fazendo o grupo ter continuidade e se manter aberto a novos integrantes. Acolhem-se prontamente os novos participantes, cuja presença permite a cada membro do grupo reeditar sua história.

O grupo reúne-se semanalmente por um período de uma hora. O número de participantes varia, pois há desistentes e faltosos. Percebe-se que, quando há mais sujeitos, acontece certa disputa pela palavra e, por isso, maior exposição. Quando há menos sujeitos, geralmente, os temas deixam de ser subjetivos, tornando-se mais de ordem prática, lúdica e de lazer, porque provavelmente eles se sentem mais expostos.

Para este trabalho foram analisados alguns relatos de um total de 72 encontros de 1 hora (que correspondem a 24 meses). Participaram dos encontros uma fonoaudióloga, uma estagiária de fonoaudiologia e um psicólogo. Entre os familiares e cuidadores havia duas filhas, seis esposas, um esposo e uma enfermeira que acompanhava uma das esposas. A participação da enfermeira no grupo ocorreu por período determinado. Desse modo, a partir de sua saída, o grupo ficou constituído somente por familiares.

De maneira geral, todos os membros manifestam-se sempre, em todos os encontros, na medida correspondente ao nível de ansiedade com que chegam à reunião. Alguns intervêm para ajudar quem esteja explicitando suas dificuldades; outros, para colocar as próprias. A troca de papéis dá-se naturalmente durante os encontros, tornando-se uma das características mais marcantes do grupo.

As análises realizadas neste trabalho baseiam-se em uma perspectiva discursiva, que leva em conta fatores lingüísticos, ideológicos e psicanalíticos. Conforme Possenti (1996), os analistas de discurso tematizam o interdiscurso, a polifonia, o processo histórico de produção, o pré-construído, a memória discursiva, o jogo de imagens construído pelos interlocutores no momento da produção discursiva, a subjetividade. O discurso é, nessa teoria, um efeito de sentido entre os interlocutores.

Nas palavras de Possenti (1996, p. 78),

para a análise do discurso francesa, tanto os elementos lingüísticos (em especial, o sentido) quanto os elementos das condições de produção são concebidos como se fossem inacessíveis ao sujeito, de maneira que a relação que o sujeito tem com eles só pode ser descrita como de desconhecimento. Ele pode pensar que sabe, mas não sabe. O falante não sabe o que diz porque não sabe o que é, segundo uma formulação de Lacan. Segundo essa concepção, o sujeito é mais uma peça e uma função do que agente ou mesmo ator. É concebido como um efeito do discurso (efeito que pode ser diferente em diferentes tipos de discurso). Pelo fato de ter incorporado os pontos de vista da psicanálise, a AD [análise do discurso] recusa qualquer psicologia, reduzida a "psicologismo". [...] Em resumo, para a AD o saber do falante não é, não pode ser levado em conta. Seria um escândalo falar em competência comunicativa no interior dessa teoria que privilegia, quando não torna exclusivo, o inconsciente (e seu correlato, a ideologia).

Os sujeitos do grupo[5]

O grupo de cuidadores da Universidade Tuiuti do Paraná é formado pelos seguintes integrantes:

- Tânia tem 52 anos, é dona de casa e está casada com Pedro há 30 anos. Seu marido teve um AVC aos 47. O casal tem duas filhas. Pedro era radialista, passava pouco tempo em casa e, nesse tempo, pouco falava com os filhos ou mesmo com ela, preferindo assistir aos programas de TV. Em decorrência do AVC, Pedro teve como seqüela uma hemiplegia à direita. Ele apresenta diagnóstico de anartria com apraxia verbal e grandes dificuldades motoras orais. Sua fala é praticamente ininteligível, expressando-se, constantemente, pela escrita. Não possui dificuldade no que concerne à escrita e à leitura nem à compreensão.

Tânia apresentou-se resistente a qualquer trabalho relativo ao grupo terapêutico. Freqüentou apenas algumas sessões e as utilizava para desabafar os conflitos com o marido. Nunca se comprometeu com o grupo. Sempre arredia e irritadiça, saía constantemente antes do término dos encontros. Não aceitava bem nenhuma intervenção do grupo e afirmou, certa vez, que tinha o próprio psicólogo, por isso não precisava desabafar ali. Abandonou o grupo.

- Lola tem 76 anos, é professora aposentada, hoje dona de casa, e está casada há 47 anos com Ivo. O casal tem dois filhos. Seu marido é engenheiro civil, funcionário público aposentado e radioamador. Ivo teve um AVC aos 82 anos. Ele viajava muito com a esposa para passeios e visitas à filha que mora no exterior. O casal tem mais um filho solteiro que não reside com os pais. Lola não relata problemas afetivos no casamento anteriores ao AVC. Como seqüela, Ivo ficou com uma hemiplegia à direita e é cadeirante. Não parece ter déficits acentuados na compreensão. Com relação à oralidade, ele produz apenas palavras isoladas e com dificuldades motoras orais. Sua fala, geralmente, não é inteligível. Apresenta dificuldades com relação à leitura e à escrita. Ivo comunica-se, de preferência, por gestos de cabeça (confirmação e negação). Em casa, ele dorme a maior parte do tempo. Mesmo nas sessões do grupo de afásicos, muitas vezes cochila, em decorrência do efeito dos medicamentos que toma.

  Lola participa ativamente do grupo de familiares. Em diversas entrevistas, ela expressou a pena que sente de seu marido e cita continuadamente que tinha em casa um companheiro; agora tem uma criança. Pensando dessa forma, passa a tratar Ivo como tal, sem permitir que ele saiba dos fatos "tristes" que ocorrem na família, por pensar que o marido não tem estrutura para tanto, já que tem convulsões quando fica excitado. Nem mesmo à Copa do Mundo Lola permitiu que Ivo assistisse. Lola conta que sua vida mudou também em outros aspectos; sua casa está sempre cheia de cuidadores, tirando assim sua liberdade. Mas diz que precisa suportar isso, pois não tem condições de cuidar sozinha de Ivo. Lola freqüenta o grupo desde o início.

- Nanda é cuidadora de Ivo, marido de Lola. Nanda relata fatos do cotidiano de seu trabalho como enfermeira de Ivo. Mostra-se menos envolvida emocionalmente com ele do que seus familiares. Esteve com o grupo por um período de sete meses.

- Roberta, 52 anos, é costureira e graduada em História. Seu pai é Alberto, de 72 anos. Alberto era motorista de caminhão, já aposentado. Tem seis filhos. Ele ficou viúvo há quatro anos e, há dois, estava afastado dos filhos, por ter se casado com uma moça de 32, que o abandonou tão logo ele foi internado no hospital. A nova esposa ligou para as filhas de Alberto dizendo que sofria de um problema de saúde e que não poderia cuidar dele. Quando Alberto retornou à sua casa, a mulher já havia retirado todas as suas coisas, levando inclusive alguns pertences da primeira esposa. Ele precisou então mudar de cidade, indo morar na casa da filha mais velha, Roberta. Alberto teve como seqüela do AVC uma hemiplegia à direita, é cadeirante e apresenta dificuldade de compreensão. Não consegue ler nem escrever. Ao iniciar qualquer produção oral, emite, predominantemente, a palavra /oba/. Também apresenta um automatismo gestual.

  Roberta é a cuidadora do pai. Diversas vezes, disse sentir-se exausta e completamente dominada pelas exigências paternas. É separada do marido e passa quase todo o dia envolvida com o pai, auxiliando-o em tarefas que ele não pode realizar – muitas por opinião da própria Roberta, que o vê ora como totalmente incapaz, ora como "teimoso". Ela concebe o grupo como uma válvula de escape, onde pode colocar suas opiniões e trocar idéias. É extremamente participativa e se envolve com as questões colocadas no grupo, que freqüenta desde o início.

- Rebeca é irmã de Roberta. Dona-de-casa de 45 anos, é mãe e esposa, submissa aos filhos e principalmente ao marido, que não aceita que ela participe ativamente dos cuidados com o pai – ou auxilie Roberta. O marido chega a boicotar o convívio freqüente com os familiares da esposa. Rebeca deixou de participar das reuniões quando se sentiu implicada, de outra forma, na questão relacionada com o dia-a-dia da vida do pai e sua participação nesses cuidados.

- Leila tem 65 anos e é aposentada. Atualmente dona-de-casa, está casada há 45 anos com Álvaro, com quem teve três filhos. Álvaro atuava como supervisor de vendas quando teve um AVC, aos 62. Como seqüela, ficou com hemiplegia à direita, mas locomove-se sem ajuda. Álvaro apresenta dificuldades na expressão oral. Não parece ter déficits de compreensão. Comunica-se por meio da oralidade, embora sua fala apresente distorções e omissões fonêmicas, dificuldades na estruturação sintática, dificuldade de acesso lexical e algumas parafasias. Álvaro lê e escreve, ainda que com dificuldades. Quando não consegue ser entendido, também utiliza gestos.

  Muito falante, Leila orgulha-se de o marido ser o afásico que mais consegue se comunicar entre os participantes do grupo na universidade. Dessa maneira, coloca-se sempre solícita a acolher novos integrantes e tentar esclarecer suas dúvidas, muitas vezes fugindo de questionamentos sobre como sua vida foi alterada após o AVC do marido. Apesar da eloqüência e solicitude, em alguns momentos, deixa transparecer angústias e incertezas decorrentes do processo e/ou relacionadas a momentos anteriores ao AVC do marido. Ela participa do grupo desde o início.

- Ivete tem 59 anos, é dona-de-casa e esposa de Almeida, com quem está casada há 38. Almeida é empreiteiro aposentado. Sofreu um AVC aos 63 anos. O casal tem três filhos, todos casados. Ele tem uma hemiplegia à direita como seqüela e faz uso da linguagem oral para se comunicar, com a presença de parafasias e anomias. Não apresenta déficits de compreensão. Usa uma bengala para auxiliar em sua locomoção. Almeida mantém-se ativo, ajudando na reforma da própria casa. É o responsável pela vida financeira do casal, sem permitir que Ivete assuma essa tarefa. Ela não sabe sequer quanto ele recebe de aposentadoria, pois é Almeida quem vai ao banco e organiza todo o orçamento familiar. Ele também faz uso de transporte coletivo e muitas vezes vem sozinho ao grupo. Alberto era alcoólatra antes do AVC, e continua assim até o momento.

Ivete passou a participar do grupo já em andamento. Mostra-se uma pessoa bastante dependente da companhia, da opinião e do humor do marido, que, ocasionalmente, bate nela com sua bengala. Tem, portanto, uma relação conflituosa com ele. Em certo momento, expressou sentimento de culpa pela situação do marido. Ivete relata que Alberto não quer que ela continue no grupo por achar que ela fala sobre seu alcoolismo. Falta em algumas reuniões, mas é participativa quando comparece.

- Taís, de 66 anos, está casada com Carlos há 37. Carlos tem 61 anos e sofreu um AVC aos 60. O casal tem cinco filhos. Como seqüela do AVC, Carlos apresenta uma hemiplegia à direita, necessitando de ajuda para se locomover. Possui alguns déficits de compreensão oral e dificuldades de apraxia bucolinguofacial. Carlos produz apenas o enunciado "não" quando fala. Esse automatismo apresenta modificações de entonação. Não lê nem escreve, e apresenta também uma apraxia gestual.

  Taís passou a freqüentar o grupo há seis meses. Chegou às reuniões bem aflita. Inicialmente chorou bastante; estava sem esperanças. Foi prontamente acolhida pelo grupo. Mostrou-se, depois, uma pessoa com grande poder de recuperação. Hoje, já consegue deixar que o marido realize tarefas, o que, de certa maneira, traz, também para ela, um pouco de independência. Em feriados, costuma fazer pequenas viagens e deixar o marido com outros cuidadores.

- Antônia tem 53 anos, é pedagoga aposentada e esposa de Abelardo, com quem vive há dezoito anos. Abelardo é funcionário, também aposentado, de uma empresa de energia elétrica do Paraná. Sofreu um AVC aos 55 anos. Faz uso de bengala para auxiliá-lo na locomoção. Antônia freqüentou o grupo apenas algumas vezes. Coloca-se como uma cuidadora que não tem grandes dificuldades com a situação do marido. Os questionamentos e problemas apresentados ao grupo são os mesmos de qualquer outro casal que não enfrenta nenhum tipo de especificidade decorrente de um AVC. Parece ter elaborado de modo rápido a doença do marido, por isso seus temas escolhidos para relato são sempre referentes à vida conjugal.

Alguns relatos

O discurso inicial do grupo foi unânime em relação ao desconhecimento a respeito da afasia e das questões que a cercam: o termo afasia, as seqüelas que o AVC promove na linguagem, a interação com o familiar afásico, a intervenção interdisciplinar, o prognóstico e a alta terapêutica.Vejamos alguns relatos a seguir.

Relato 1 (1º mês)
Rebeca: "É uma mudança brusca, é muito difícil. Os médicos não têm uma visão geral de um paciente. Não têm orientação e não passam estímulos pra gente."

Relato 2 (1º mês)
Roberta: "Nunca tivemos informações, ninguém falou em afasia."
Fonoaudióloga: "Ninguém explicou para vocês o que era uma afasia?"
Roberta: "Nunca, nem conhecia esse nome."

Relato 3 (1º mês)
Leila: "No livrinho [referindo-se ao livro *Sobre as afasias e sobre*

os afásicos] foi que eu li que podia estacionar, né? [falando sobre a alta terapêutica]. [...] Eu nem sabia que era afasia, eu achava que ele, com a fono, ia voltar a falar com o tempo, mas vi que pode estacionar e não volta como era antes. A gente tem que se preparar."

Relato 4 (4º mês)

Leila: "Eu fiquei triste porque achei que ia ter uma melhora até ele ficar normal [...].

Ele precisa de alguém. Os amigos sumiram no começo, acho que se assustaram."

Relato 5 (6º mês)

Roberta: "Os parentes precisam de um atendimento, pois afeta o emocional."

Logo após o episódio neurológico, a família sente-se perdida com o desconhecimento acerca da afasia e da respectiva "cura". A percepção de que o afásico nunca voltará a ser como antes traz um sentimento de luto, da morte do pai ou da mãe, do marido ou esposa que faziam parte da vida dos familiares de determinada maneira. Há, assim, um luto que é partilhado de modo semelhante no caso de pais de crianças deficientes, quando se vêem diante da morte do filho ideal. Os sentimentos estão relacionados, em um primeiro momento, com esse luto referente ao sujeito que o afásico era. Verifica-se, além disso, um medo do desconhecido em relação ao novo sujeito.

A imagem que os familiares constroem desse novo sujeito acaba por trazer uma série de implicações: o afastamento das decisões, o sentimento de pena da família e dos amigos, por exemplo. Logo após o AVC, ele é tratado como adulto e, portanto, deve "lutar" pela vida. A questão da sobrevida é a mais importante. Contudo, após algum tempo, embora haja evolução dos quadros afásicos, para o familiar permanece a imagem inicial de que ele sempre será dependente e necessitará dos mesmos cuidados. Dito de outra maneira, ele passa a ser tratado como criança, perdendo sua posição de sujeito ativo e participativo dentro do contexto familiar. Ocorre, então, um reposicionamento de papéis familiares: a esposa e as filhas tornam-se mães ou, de outro lado, maridos e filhos tornam-se pais.

Relato 6 (1º mês)

Rebeca: "Eles demonstram medo, insegurança."

Relato 7 (3º mês)

Lola: "A gente tem uma preocupação... Não gosto de ficar muito com ele porque a gente vê antes, como ele era... Ele é um pouco autoritário. As pessoas antigas... então, agora, eu vejo ele tão assim... humildezinho... Isso me dói muito, então, eu tenho aquela vontade de proteger ele, então até saio. Aí a enfermeira fica com ele. Mas não saio de perto, eu fico de longe."

Relato 8 (6º mês)

Leila: "Quando está na hora de sairmos, já deixo o banho e toda a roupinha dele arrumada."

Relato 9 (6º mês)

Lola: "Eu não deixo ele ficar muito tempo no computador, porque ele se cansa e também porque não consegue."

Relato 10 (6º mês)

Leila: "No começo, meu marido ficou muito malzinho e foi graças ao atendimento que ele está assim."

Relato 11 (10º mês)

Lola: "Às vezes, eu fico pensando... de que adianta viver assim?"

Relato 12 (11º mês)

Lola: "A gente não conta para ele [referindo-se a assuntos diversos], ele não entende."

Relato 13 (21º mês)

Lola: "Eu combino com meu filho de não passar informação para ele de coisas tristes."

No decorrer do acompanhamento do grupo, observamos que as famílias não modificavam suas atitudes de superproteção, pena, raiva, obrigação, diante das discussões realizadas. Após dois anos de reuniões – ou seja, após 72 encontros –, já encontramos mudanças no discurso dos familares sobre os afásicos. Ao compararmos os dois enunciados dos episódios 12 e 13, em que um pronome genérico, "a gente", é substituído por um pronome pessoal, "eu", ficou claro que, pelo menos, mudara a percepção do familiar diante de uma atitude de superproteção, como se essa superproteção fosse agora mais consciente: "eu não conto para poupá-lo", e não mais "a gente não conta porque ele não entende".

O uso do diminutivo – roupinha, humildezinho – evidencia a imagem que os familiares têm: a inversão da condição de adulto para criança. Contudo há outros motivos pelos quais o afásico é mantido nesse lugar de dependência e infantilidade.

Relato 14 (6º mês)

Roberta: "O pai sempre foi uma pessoa teimosa. A opinião dele tinha que prevalecer. Ele tinha razão... Ele era dos antigos, a educação antiga, dominante; eles falavam, os filhos tinham que obedecer."

Relato 15 (8º mês)

Rebeca: "O pai sempre foi assim. Ele sempre achou... falou, tinha que obedecer. Não interessa se ele estava certo ou não. [...] É difícil lidar com o pai, porque tem que ser como ele quer."

Relato 16 (17º mês)

Roberta: "Eu sou um sargentão na vida do pai."

Relato 17 (18º mês)

Roberta: "Era um pai que botava regras, que mandava na mãe. O pai foi ruim para a mãe. Minha mãe morreu sofrendo com o pai."

Relato 18 (22º mês)

Roberta: "Ele é minha criança."

Psicólogo: "Que idade tem sua criança agora?"
Roberta: "Agora ele tem uns 4 anos, já está começando a falar."

A posição do afásico como criança fornece um aval para que se possa mantê-lo na situação de dependência. Ao afirmar que o pai é uma criança, esse discurso traz consigo alguns outros pré-construídos: "posso mandar nele", "ele deve me obedecer", "posso colocá-lo de castigo", "faço com ele o que eu quiser". Não é à toa que outra integrante do grupo, diante das discussões sobre como Roberta tratava o pai, comentou:

Relato 19 (24º mês)
Lola: "Aí você se vinga!"
Roberta: "[sorrindo] É! [meio sem jeito]"

Ora o afásico é mimado e só faz o que quer, ora é autoritário e, como pai, é difícil mandar nele. Parece que velhos sentimentos vêm à tona nessa nova relação de dependência entre o afásico e seu familiar. Entretanto, não é só o sentimento de vingança que está por trás desses discursos. Há também conflitos vivenciados entre o desejo de permanecer "mãe" e o desejo de voltar a ser "mulher" ou "filha".

Relato 20 (15º mês)
Psicólogo: "Como está sua relação com o marido?"
Antônia: "Neste momento, parece que ele esqueceu que sou sua esposa... acha que sou sua mãe. [...]"
Psicólogo: "E a senhora o lembra?"
Antônia: "Eu tento lembrá-lo na hora do banho fazendo carícias, mas ele continua me vendo como mãe."

Nos relatos, podemos interpretar que: "Se considero meu marido ou meu pai como uma criança, a única posição que eu posso ocupar é a de mãe". As relações são, portanto, assimétricas. Há também um rearranjo dos papéis sexuais: a mulher passa a ser mãe (assexuada); e a filha ou esposa passa a exercer o papel de chefe da família (masculinizada, "sargentona", provedora financeira).

Relato 21 (23º mês)

Leila: "Coitadinho! A aposentadoria dele é tão pequeninha! A minha não, porque eu me aposentei bem, como química. Trabalhei anos em uma empresa..."

A questão financeira também acaba por pesar na manutenção da imagem. A doença vem corroborar isso por meio de um papel que, muitas vezes, o familiar desempenhava antes do AVC e procura continuar a manter.

Outros sentimentos, como culpa, estão ainda presentes no discurso da família.

Relato 22 (17º mês)

Ivete: "Estou muito cansada, muito sofrimento [referindo-se à bebida e à agressividade do marido], e quando fui para casa, eu rezei e pedi a Deus para me tirar dessa vida. Nem que fosse para eu morrer, mas ele tinha de parar. E, nessa noite, ele teve o AVC. E, na minha cabeça, ele teve AVC porque Deus me atendeu."

Embora ressalte que ama seu marido e que os únicos defeitos deste são a bebida e a agressividade, o sentimento religioso e a fé de Ivete fazem-na acreditar ter provocado a "doença" do marido. Conviver com essa culpa diária, a cada vez que olha para o cônjuge, desperta nela o desejo de amenizá-la de algum modo, como por sentimentos contrários – de amor, por exemplo.

Relato 23 (17º mês)

Ivete: "Eu já estou há tantos anos casada... Eu amo ele... Ele só tem dois defeitos: a bebida e a agressividade dele..."

Vemos que, antes da afasia, nesse caso, as relações já eram conflituosas. Este é o motivo pelo qual as orientações realizadas no grupo sobre as mudanças de interação nem sempre surtem o efeito desejado.

Relato 24 (7º mês)

Tânia: "Ele nunca falou comigo. Chegava em casa, pegava uma cerveja, ligava a TV e ficava em frente dela até dormir, sem conversar comigo. Agora você vem me pedir para conversar com ele?"

O discurso de orientação familiar pressupõe uma simetria de relações, uma homogeneização dos sujeitos. Contudo, ele esbarra justamente no oposto disso. Evidencia-se, aqui, que essas orientações não modificaram as relações assimétricas. Elas provocaram um reposicionamento das pessoas diante dos papéis sociais que desempenhavam no interior da família, o que não significa uma alteração da assimetria das relações em questão. Sendo assim, o familiar não modifica seu comportamento simplesmente ao receber orientações do fonoaudiólogo.

O mesmo não ocorre quando o cuidador não é um membro da família:

Relato 25 (19º mês)

Fonoaudióloga: "Vamos lá!"

Enfermeira: "Eu não venho mais ao grupo porque não quero ser analisada."

A presença da enfermeira no grupo não impediu o aparecimento de discursos de rejeição, vingança, pena e poder, mas impediu que esse tipo de discurso fosse proferido por determinada pessoa: sua empregadora. Lola, por ter relação direta com a enfermeira, constrangia-se em se expressar mais no grupo. Após a saída da profissional, Lola começou a falar mais do cotidiano em casa, de como ela se relacionava com os cuidadores não familiares, de como estava cansada dessa invasão. Sua vida era tomada por pessoas estranhas. Como se não bastasse ter o "novo" marido dentro de casa, que se tornara um estranho, mais pessoas estranhas faziam parte de sua rotina.

Diante disso, acreditamos que o grupo torna-se mais efetivo quando não participam dele cuidadores não familiares. Depois desta experiência, o grupo foi fechado para tais pessoas.

Considerações finais

Em nosso trabalho, consideramos que a família, por ser muitas vezes o único veículo de participação social do afásico, deve receber atenção especial, visto que o modo como esse afásico é concebido por ela, bem como as relações e os conflitos familiares, estão diretamente ligados ao processo terapêutico. O problema torna-se mais grave quando o afásico é impossibilitado de sair, em decorrência de suas "incapacidades". Não raras vezes, seu único passeio resume-se às clínicas de reabilitação das quais participa. Não há possibilidades de formação de novos vínculos de amizade, e os antigos são quase todos rompidos.

A família, como o único vínculo social do afásico, poderia colocar-se como facilitadora no processo de recuperação desse sujeito. Sendo mediadora no processo, poderia incentivar o afásico a retomar seu espaço nas tarefas do cotidiano, possibilitando-lhe nova inserção na sociedade. O início do grupo deu-se, exatamente, com base nessa crença.

As análises do grupo de familiares nos permitiram chegar a algumas considerações importantes. O resultado deste trabalho está diretamente ligado à esfera subjetiva, dos conflitos de relação de papéis sociais no interior da família. Daí as mudanças serem mais complexas, pois é preciso reeditar a história de vida dos sujeitos do grupo. Tarefa essa que não está explícita quando se convidam pessoas a participar de um grupo de familiares de afásicos cujo objetivo primeiro é falar sobre o "objeto doente", e não sobre o que as incomoda e a sua relação com o doente e a doença. Por isso são raros os discursos diretos sobre o sofrimento dos familiares. Os integrantes do grupo não vieram buscar psicoterapia nem, conscientemente, procurar resolver relações de conflito – embora a continuidade da existência do grupo evidencie que as discussões realizadas possam diminuir ansiedades e iniciar um processo de reflexão. Houve, dessa maneira, uma inversão da demanda. Primeiro, a demanda era do grupo de profissionais, depois, passou a ser da família, que exigia sua continuidade.

O grupo que, inicialmente, foi concebido como significativo para a reabilitação dos afásicos tornou-se importante para o familiar – ainda que, até o momento, obtendo poucos reflexos nas interações com os afásicos.

Ressalte-se que, apesar de em um primeiro momento se conceberem os discursos como semelhantes, em uma análise mais detalhada podemos notar que as razões da produção de tais discursos são particulares; têm caráter singular, subjetivo. Decorrem das histórias de vida de cada um, de suas relações novas e velhas com o afásico.

Levar em conta essas questões no processo terapêutico é modificar o olhar sobre as terapias fonoaudiológicas e entender o reducionismo de se pretender, de maneira ilusória, apenas informar os familiares, acreditando que o acesso às informações após um tempo determinado seja suficiente para promover mudanças. Consideram-se, nesse caso, as relações humanas como simétricas e estanques. Constituir um lugar de fala para os afásicos e outro para os seus familiares pode possibilitar um abrandamento na ansiedade e o início de algumas reflexões sobre o posicionamento do familiar com relação ao afásico e a ele mesmo. Essas reflexões têm caráter subjetivo e, portanto, heterogêneo para cada um dos integrantes do grupo. É por isso que não existe uma fórmula mágica para se lidar com este ou aquele problema.

Com base nessas considerações, iniciar discussões como esta pode promover mudanças na maneira como o fonoaudiólogo concebe o afásico e seu familiar, desenvolvendo uma percepção de que, muito além da questão "doença", ambos estão imersos em uma teia de relações sociais com implicações diretas na vida do afásico e, também, no processo terapêutico.

Notas

[1] Conceitualmente, a afasia é uma perturbação da linguagem em que há alteração de mecanismos lingüísticos em todos os níveis, tanto de seu aspecto produtivo, relacionado com a produção de fala, quanto interpretativo, relacionado com a compreensão e com o reconhecimento de sentidos, causada por lesão estrutural adquirida no sistema nervoso central em virtude de acidentes vasculares cerebrais (AVCS), traumatismos cranioencefálicos (TCES) ou tumores. A afasia pode ser, e geralmente é, acompanhada por alterações de outros processos cognitivos e sinais neurológicos, como hemiplegia, apraxia, agnosia, anosognosia, disfagia etc. (Coudry, 1986/1988).

[2] O grupo de familiares assemelha-se, superficialmente, aos grupos de "auto-ajuda". Para Barros (1997), os grupos são considerados de auto-ajuda na medida em que procuram auxiliar pessoas a resolver problemas ocasionados por eventos traumáticos.

[3] O grupo de familiares analisados faz parte do Núcleo de pesquisa Aquisição e Funcionamento da Linguagem: Implicações para a Clínica Fonoaudiológica, coordenado pela professora Dra. Ana Paula Santana, que está diretamente relacionado ao mestrado e doutorado em Distúrbios da Comunicação da Universidade Tuiuti do Paraná.

[4] O grupo reúne-se uma vez por semana durante uma hora e meia sob a coordenação de duas fono-audiólogas: professora Dra. Ana Paula Santana e professora Dra. Ana Cristina Guarinello. Durante as sessões são utilizados os seguintes recursos terapêuticos: a) agenda pessoal, que visa ao trabalho significativo da escrita (para os que escrevem) e à construção da narrativa na oralidade; b) discussão de noticiários nacionais e internacionais com o objetivo de produzir textos orais narrativos, dissertativos, argumentativos e de solicitar a participação ativa dos sujeitos; c) jogos entre os participantes (com mímicas, dominó, baralho, exercícios teatrais) e músicas objetivando favorecer as interações sociais, além de trabalhos vocais e lingüístico-cognitivos.

[5] Os nomes foram modificados a fim de preservar a identidade dos sujeitos.

Referências bibliográficas

BARROS, C. A. S. M. C. "Grupos de auto-ajuda". In: IERMAN, D. E.; OSÓRIO, L. C. *Como trabalhamos com grupos*. Porto Alegre: Artmed, p. 107-8, 1997.

BENVENISTE, E. *Problemas de lingüística geral*. São Paulo: Nacional, 1976.

BOCCHI, S. C. M. "Interação cuidador familiar–pessoa com AVC: autonomia compartilhada". *Ciência e Saúde Coletiva*, Rio de Janeiro, v. 10, n. 3, p. 729-38, jul./set. 2005.

BOISCLAIR-PAPILLON, R. "A família do afásico". In: PONZIO, J. *et al. O afásico: convivendo com a lesão cerebral*. São Paulo: Santos–Maltese, p. 109-19, 1995.

CERQUEIRA, A. T. A. R.; OLIVEIRA, N. I. L. "Programa de apoio a cuidadores: uma ação terapêutica e preventiva na atenção à saúde dos idosos". *Psicologia USP*, São Paulo, v. 13, n. 1, p. 133-50, fev. 2002.

CHEMAMA, R. *Dicionário de psicanálise*. Porto Alegre: Artes Médicas, 1995.

COUDRY, M. I. *Diário de narciso*. São Paulo: Martins Fontes, 1986-1988.

DIOGO, M. J. D.; CEOLIM, M. F.; CINTRA, F. A. "Orientações para idosas que cuidam de idosos no domicílio: relato de experiência". *Escola de Enfermagem USP*, São Paulo, v. 39, n. 1, p. 97-102, 2005.

EIGUER, A. *Um divã para a família. Do modelo grupal à terapia familiar psicanalítica.* Trad. Leda M. V. Fischer. Porto Alegre: Artes Médicas, 1985.

FREUD, S. "Carta 52 (Afasias)". In: *Publicações pré-psicanalíticas e esboços inéditos, Edição Standard Brasileira das Obras Completas de Sigmund Freud.* v. I Rio de Janeiro: Imago, 1996.

_____ . "Esquecimento de nomes e seqüência de palavras". In: *Psicopatologia da vida cotidiana, Edição Standard Brasileira das Obras Completas de Sigmund Freud.* v. VI. Rio de Janeiro: Imago, 1996.

GOMES, I. E. "Quando a família vem ao caso". In: ZORZI, J. e MARCHESAN, I. (orgs.). *Tópicos em fonoaudiologia.* São Paulo: Revinter, p. 483-95, 1997.

HORA, E. C.; SOUZA, R. M. C. "Os efeitos das alterações comportamentais das vítimas de trauma crânio-encefálico para o cuidador familiar". *Revista Latino-americana de Enfermagem*, Ribeirão Preto, v. 13, n. 1, p. 93-8, 2005.

JAKUBOVIKZ, R.; CUPELLO, R. *Introdução à afasia: elementos para o diagnóstico e terapia*, 6 ed. Rio de Janeiro: Revinter, 1996.

KARSCH, U. M. "Idosos dependentes: famílias e cuidadores". *Cadernos de Saúde Pública*, Rio de Janeiro, v. 19, a. 3, p. 861-6, 2003.

LABOUREL, D.; MARTIN, M. "O afásico e sua família". In: PONZIO, J. *et al. O afásico: convivendo com a lesão cerebral.* São Paulo: Santos–Maltese, p. 89-105, 1995.

LACAN, J. "A direção do tratamento e os princípios de seu poder". In: *Os escritos.* Trad. Vera Ribeiro. Rio de Janeiro: Jorge Zahar, 1998.

_____ . "Função e campo da fala e da linguagem em psicanálise". In: *Os escritos.* Trad. Vera Ribeiro. Rio de Janeiro: Jorge Zahar, 1998.

LAMÔNICA, D. A. C.; MINERCINO-PEREIRA, A. C. M.; FERREIRA, G. C. *Conversando sobre afasia: guia familiar.* Bauru: Edusc, 2000, 37 p.

LIMA, A. F. *O afásico no contexto familiar*, 2004. Trabalho de conclusão de curso (Fonoaudiologia) – Universidade Tuiuti do Paraná, 2004.

MACHADO, T. H. *Eficácia de um programa de orientação para cuidadores de afásicos na população brasileira.* 2004. Dissertação (Mestrado em Medicina) – Faculdade de Medicina, USP, São Paulo, p. 60.

MICHELINI, C. R. S.; CALDANA, M. L. "Grupo de orientação fonoaudiológica aos familiares de lesionados cerebrais adultos". *Cefac*, São Paulo, v. 7, n. 2, p. 137-48, abr./jun. 2005.

MORATO, E. M. *et al. Sobre as afasias e os afásicos: subsídios teóricos e práticos do Centro de Convivência de Afásicos.* Campinas: Unicamp, 2003.

PENTEADO, R. Z. *A linguagem no grupo fonoaudiológico – potencial latente para a promoção da saúde.* 2000. Dissertação (Mestrado em Saúde Pública) – Faculdade de Saúde Pública, USP, São Paulo.

POSSENTI, S. "Pragmática na análise do discurso". *Caderno de Estudos Lingüísticos,* Campinas, v. 30, p. 71-84, jan./jul. 1996.

SERNA, E. C. H.; SOUZA, R. M. C. "Mudança nos papéis sociais: uma conseqüência do trauma crânio-encefálico para o cuidador familiar". *Revista Latino-americana de Enfermagem,* Ribeirão Preto, v. 14, n. 2, p. 183-9, 2006.

SOUZA, N. R. *et al.* "Olhar sobre o cuidador de idosos dependentes". *Saúde.com,* v. 1, n. 1, p. 51-9, 2005.

VINOGRADOV, S.; YALON, I. D. *Manual de Psicoterapia de Grupo.* Porto Alegre: Artes Médicas, 1992.

2. Aportes da perspectiva sociocognitiva às ações terapêuticas: a experiência do Centro de Convivência de Afásicos (CCA–Unicamp)

Edwiges Maria Morato

EM: *Eu estou entendendo duas coisas aí: o afásico, mesmo quando ele pode falar, consegue falar, ele silencia?*
CI: *Silencia.*
EM: *Ele prefere não falar? Mesmo quando ele consegue falar?*
CI: *Não, porque ninguém pergunta pra ele!*
EM: *Porque também ninguém fala com ele?*
CI: *Ninguém se interessa!*

(Diálogo entre CI, um senhor afásico, e EM, pesquisadora, em meio a um debate ocorrido no CCA a respeito da reação social diante das afasias e dos afásicos)

Apresentação

Neste texto, pretendemos salientar aspectos que fazem das dinâmicas e situações interacionais um fator de intervenção social e terapêutica no contexto das afasias.

Para tanto, trataremos de descrever em linhas gerais a configuração lingüístico-interacional do Centro de Convivência de Afásicos (CCA), que funciona nas dependências do Instituto de Estudos da Linguagem da Universidade Estadual de Campinas (Unicamp). Abordaremos aqui mais especificamente a realidade de um grupo de afásicos e não afásicos cujas atividades temos coordenado desde 2002, e pelo qual tem sido responsável uma pequena equipe de pesquisadores da área de neurolingüística.[1]

O CCA foi criado por iniciativa de pesquisadores do Departamento de Lingüística (Instituto de Estudos da Linguagem) e de Neurologia (Faculdade de Medicina), ambos da Unicamp, com o intuito de desmedicalizar a abordagem das afasias e de abrir possibilidades de estudos (neuro)lingüísticos em um contexto de práticas sociais com a linguagem, além de estabelecer um espaço de reflexão entre pesquisadores e afásicos, bem como seus familiares, em torno dos impactos psicossociais da afasia (do qual é fruto um livro de divulgação a respeito das afasias, dirigido tanto ao público leigo quanto ao profissional interessado no tema: cf. Morato *et al.*, 2002a).

Em reuniões semanais[2], nas quais diversas atividades e práticas com linguagem verbal e não verbal são propostas e realizadas em meio a uma pluralidade de rituais sociais e circunstâncias significativas de vida em sociedade, os sujeitos que freqüentam o CCA se colocam frente a diversas questões, responsabilidades e urgências que as afasias implicam. A divulgação das afasias e seus efeitos, a identificação das responsabilidades sociais que elas convocam, a busca de alternativas médicas e terapêuticas, o encorajamento de ações coletivas voltadas ao enfrentamento das seqüelas neurológicas e a defesa dos direitos das pessoas afásicas são um desafio permanente para os integrantes do CCA, sejam eles afásicos ou não.

As diferentes situações discursivas que vivenciamos no CCA – em ambas as frentes de atividades que atualmente constituem em termos metodológicos as duas modalidades de trabalho com a linguagem (chamadas de Programa de Linguagem e Programa de Expressão Teatral) – procuram instaurar e explorar lingüístico-cognitivamente distintas práticas cotidianas. Entre elas, destacamos: a discussão de variados temas; o compartilhamento de experiências pessoais pré e pós-afasia; a participação conjunta em variados eventos sociais tais como ir ao cinema, ao teatro, à exposição ou a palestras; a leitura e o compartilhamento de opiniões sobre o noticiário da semana etc.

No escopo das atividades de expressão teatral, desenvolvidas por uma pesquisadora de artes cênicas, os participantes do CCA dedicam-se especialmente a exercícios corporais, à improvisação cênica, a jogos e técnicas teatrais.

Disso resulta que nosso objetivo no CCA tem sido menos a normalização de formas lingüísticas e mais a emergência de atos de linguagem e de práticas discursivas que visam à significação e à comunicação. Se a evocação de diferentes práticas discursivas interessa, de um lado, à análise de processos lingüístico-cognitivos, de outro, ela atua terapeuticamente na restituição de papéis sociais, na partilha de um espaço simbólico, no fortalecimento de quadros interativos, na recomposição da subjetividade, na caracterização do CCA como uma espécie de microcosmo social.

O caráter da dupla intervenção a que se alude no título deste texto está centrado no caráter sociocognitivo (isto é, sociocultural) das práticas sociais organizadas, nos aspectos pragmático-discursivos da interação (dos quais se destaca o caráter mediador tributário da linguagem e processos afeitos a ela) e na forma conjunta, compartilhada, situada local e historicamente, pela qual se dão os processos de construção e reorganização da variada gama de conhecimentos (verbais, não verbais) com os quais agimos no mundo.

O enfraquecimento dos suportes coletivos está, segundo as perspectivas sociológicas mais atuais, fortemente relacionado à exclusão social (Baumann, 1996; Castells, 1995). O CCA encontra sua vocação potencialmente inclusiva ao associar pesquisa acadêmica com ações que procuram enfrentar o preconceito lingüístico, o isolamento social e a subtração do afásico das esferas públicas – aí incluindo especialmente o mundo do trabalho.

Centro de Convivência de Afásicos: pressupostos teóricos e metodológicos

A afasia é *grosso modo* definida como uma alteração de linguagem e processos afeitos a ela, decorrente de uma lesão cerebral adquirida (em geral, no hemisfério esquerdo). Distintas etiologias, como acidentes vasculares cerebrais, traumatismos cranioencefálicos e tumores podem causar afasia, que pode ser acompanhada de sinais neurológicos (por exemplo, a hemiplegia) e distúrbios cognitivos (como apraxias, agnosias, amnésias) de distintas ordens e graus de severidade.

Após o episódio neurológico, a qualidade de vida da pessoa será proporcional à intensidade do impacto psicossocial da afasia sobre ela e seus pares. Naturalmente, a maneira como se lida social e subjetivamente com a afasia condiciona, de certa forma, a sorte dos que com ela convivem. Qualquer que seja o cenário, ele acaba por influenciar fortemente o processo de recuperação da linguagem ou a possibilidade de adaptação ou de reinserção socioocupacional de sujeitos afásicos. Nesse caso, a afasia deixa de ser apenas uma questão de saúde, uma questão lingüística, uma questão cognitiva. A afasia torna-se uma questão social (Morato, 2000).

De posse de um referencial teórico de base sociointeracionista (que se caracteriza na área da lingüística pelas teorias sociais de enunciação e nas pesquisas de inspiração etnográfica, bem como na área das neurociências, pelas teorias da atividade cerebral de inspiração luriana, ancorada em uma perspectiva sociogênica da cognição humana), fomos paulatinamente introduzindo no CCA, ao lado da evocação de situações próprias de experiências sociais efetivamente vividas, uma reflexão mais ou menos regular sobre o próprio estatuto do grupo, seus objetivos e funções. Tal como formulamos no escopo de um projeto de pesquisa dedicado precisamente à descrição das práticas de linguagem desenvolvidas no grupo com que vimos trabalhando nesse Centro (Morato, 2002a), entendemos hoje que ele é uma prática discursiva em dois sentidos: um que toma o grupo de convivência como objeto de análise e outro que o toma como cenário de qualquer possibilidade de retomada das funções e práticas com linguagem.

Uma perspectiva sociocognitiva da neurolingüística

Como afirmamos anteriormente (Morato, 2001), "a neurolingüística *grosso modo* caracteriza um campo de investigação que se interessa de uma maneira geral pela cognição humana (o que inclui seus aspectos socioculturais, neuropsicológicos, afetivos, biológicos etc.), e de maneira mais específica pela linguagem e por processos afeitos a ela". Com base nessa definição, qualifica-se de reducionista a concepção de neurolingüística como a ciência que correlaciona diretamente as zonas anatômicas do cérebro com comportamentos lingüísticos dos falantes.

O conceito de mente que a toma separada do corpo – característico no cognitivismo clássico – começa a declinar nos anos 1980, quando muitas áreas da ciência passam a investigar a relação entre linguagem e mundo mais enfaticamente, sobretudo no domínio empírico. Isso, entre outras coisas, enfraquece a barreira entre posições fortemente cognitivistas e interacionistas, e atesta que muitos de nossos processos cognitivos – perceptivos e corpóreos – tornam-nos aptos para agir no mundo com base em um conhecimento sociointerativamente partilhado, situado e distribuído.

Chamada em linhas gerais de sociocognitiva (Salomão, 1999; Mondada e Pekarek, 2000; Mondada, 2003; Marcuschi, 2002; Koch & Cunha-Lima, 2004), essa perspectiva incorpora aspectos socioculturais e lingüístico-interacionais à compreensão da problemática cognitiva, investindo no domínio empírico baseado na hipótese de que nossos processos cognitivos se constituem em sociedade e no decurso das interações e práticas sociais (isto é, não são essencialmente individuais e inatos), e na hipótese de inspiração vygotskiana de que não há possibilidades integrais de conteúdos cognitivos fora da linguagem, nem possibilidades integrais de linguagem fora de processos interativos humanos.

Além de ser um fenômeno social (portanto, não descarnada de seus usuários e de suas condições materiais de vida em sociedade), a cognição – tomada sempre em interação – é também *situada* local e historicamente, sendo sua constituição e seu funcionamento estabilizados e reorganizados nessas circunstâncias, das quais os sujeitos compartilham de algum modo e por meio de ações conjuntas e coordenadas.

Tal entendimento está de algum modo presente na concepção de interação como atividade sociocognitiva de acordo com a qual a própria aquisição da linguagem (e o desenvolvimento do papel organizador da linguagem) torna-se possível.

Com esse espírito, a abordagem sociocognitiva mostra-se uma resposta produtiva para entendermos o papel do uso social da linguagem na construção do conhecimento e na apreensão da realidade (cf. Marcuschi, 2003).

Ao reivindicar uma não-naturalização dos processos cognitivos, ao postular que eles não são concebidos como estruturas fechadas, apriorísticas e anteriores às rotinas significativas da vida em sociedade, ao defender que eles são expressão de uma subjetividade provinda das qualidades interativas humanas, a neurolingüística tem demonstrado que pode contribuir de forma inovadora com o campo dos estudos cognitivos.

Para a perspectiva sociocultural (também chamada histórico-cultural, entre outras formas, entre elas, a sociocognitiva), é nas ações sociocognitivas – isto é, nas múltiplas e diversas interações humanas – que emergem as significações verbais e não verbais. Essa visão socio-interativa privilegia as relações sociais instauradas pelos interlocutores mediante os recursos lingüísticos de que dispõem e salienta a presença de semioses coocorrentes (simultâneas e solidárias entre si) em nossa tarefa de compreensão e interpretação do mundo, realizada em meio a *versões públicas da realidade,* em meio à negociação pública de pontos de vista, ajustes, acordos, desacordos etc., em diferentes práticas com linguagem, em variados contextos sociais.

Fenômenos freqüentemente observados nas interações com afásicos, como os que se observam no CCA, indicam que a interlocução, entre as práticas discursivas mais diversas, é fundamental para a recomposição do caráter epilingüístico da linguagem de sujeitos afásicos. Tanto o interlocutor empírico (um outro afásico ou um dos pesquisadores que freqüentam o CCA) quanto a audiência (o grupo) atuam como uma espécie de réplica da sociedade, como parceiros de um jogo comum – o jogo discursivo que nos obriga a constantes tarefas de reformulação, de ajustes enunciativos, de indicações de intenções manifestas ou pretendidas, de adequação do estilo e do "código" comum.

As práticas e/ou atividades desenvolvidas no CCA (diferenciadas, intersemióticas, colaborativas) convocam e exibem dos sujeitos – afásicos e não afásicos – diferentes aspectos da competência relativos à linguagem (lingüísticos, pragmáticos, argumentativos, textuais, discursivos), coexistentes em relação a variadas formas de competências (sociais, comunicativas, profissionais etc.). Uma competência, pois, não reduzida ao lingüístico ou ao cognitivo *stricto sensu*, mas uma competência de linguagem que não é insensível à presença constitutiva de outros processos sociocognitivos atuantes nas tarefas de produção e compreensão do sentido.

Com isso, sem ser a competência uma faculdade mental ou um atributo do indivíduo, e não sendo ela uma ficção metateórica forjada idealmente (uma competência ideal, caudatária de uma mente ideal e exibida por um falante ideal em condições ideais de existência), pode-se afirmar que sujeitos afásicos não deixam, em suas ações com linguagem, de atuar de modo competente (cf. Goodwin, 2004). No texto intitulado precisamente "A competent speaker who can't speak: the social life of aphasia" [em português, "Um falante competente que não consegue falar: a vida social na afasia"], Goodwin critica a concepção de competência extraída do modelo fundador chomskiano, baseada na distinção *competência versus performance* (competência *versus* incompetência, como ironicamente assinala Hymes, 1984), restrita a processos lógico-perceptivos e reduzida à forma gramatical da expressão verbal.

Temos percebido que os movimentos lingüístico-discursivos realizados pelos sujeitos afásicos em suas práticas discursivas estão relacionados a ações reflexivas levadas a cabo interativa, colaborativa, intersubjetivamente. Dessa maneira, mesmo a presença de alterações metalingüísticas não parece ser capaz de destruir a competência relativa à linguagem e suas condições pragmáticas e discursivas de existência. Na verdade, por não ser reduzida ao lingüístico *stricto sensu*, e também por contar com o concurso de outros processos semiológicos em sua constituição, ela não desaparece nas afasias.

Ao salientarmos as relações entre linguagem, cognição e sociedade, procuramos chamar a atenção para as vantagens heurísticas dos instrumentos analíticos e procedimentais dos estudos enunciativos, pragmáticos e conversacionais na análise de dinâmicas interacionais, além de para as vantagens da inspiração etnográfica (a saber, o estudo qualitativo e longitudinal, a inserção do pesquisador nos eventos enfocados, o interesse pelo ponto de vista dos sujeitos em interação e pela multimodalidade das atividades que envolvem linguagem e outros processos semióticos como o gesto, a expressão corporal e o direcionamento do olhar). O domínio empírico dos estudos neurolingüísticos incide, assim, essencialmente sobre práticas lingüístico-cognitivas tomadas em contexto, em interação. Nelas são observadas as condições que produzem as relações entre linguagem, cognição e mundo social.

Os dados de instabilidade relativos à linguagem – como os dados de afasia – têm se mostrado de fato instigantes para o estudo das relações entre linguagem e cognição, como bem preconizou Jakobson nos anos 1950. Além de se assemelharem ao que ocorre no contexto não afásico, o que coloca em xeque uma forte distinção entre o normal e o patológico, dados extraídos de situações de interação ou de práticas de/com linguagem colocam em xeque também uma concepção referencialista da linguagem, baseada no caráter metalingüístico e subjetivista de nosso conhecimento do mundo.

Os dados extraídos de situações lingüístico-interacionais com afásicos, por não significarem necessariamente uma ruptura, e sim uma continuidade em relação ao que ocorre no contexto não patológico, reforçam ainda a tese de superação de um corte entre o lingüístico e o extralingüístico nos estudos neurolingüísticos.

Aportes da perspectiva sociocultural à terapêutica das afasias

Tomadas como um problema intrínseco do sujeito e seu cérebro defeituoso, as afasias foram enfrentadas inicial e preferencialmente no campo médico-clínico, em ambientes hospitalares, em gabinetes ou consultórios, em atividades que eram e são pura extensão do momento diagnóstico (testes e baterias padrão, descontextualizadas, assemânticas, apragmáticas). Certamente, o método clínico no século XXI ainda continua ligado à emergência do olhar do médico-clínico no campo dos sintomas (Foucault, 1977).

Quais as conseqüências dessa racionalização do método clínico para as práticas clínicas ou terapêuticas? Poderíamos citar de antemão: a subtração da subjetividade; a descontextualização e o artificialismo das operações lingüísticas e cognitivas requeridas geralmente nos testes diagnósticos; a análise superficial dos itens semiológicos das afasias e demais fenômenos neurocognitivos que podem acompanhá-las; a institucionalização de certo metadiscurso clínico (normativista) sobre as afasias e demais contextos patológicos; e a coexistência de variações da síndrome, que impede que pensemos em quadros puros ou ideais de afasia. Os métodos clínicos fechados ou as terapias individuais que particularizam demais a doença – e o sujeito doente, naturalmente – concorrem de um modo ou de outro para reforçar esse estado de coisas.

Entre os aportes que uma perspectiva sociocultural (ou sociocognitiva) poderia dirigir à terapêutica das afasias poderíamos elencar, em primeiro lugar, os enfaticamente "teóricos":

1) tese de uma constitutividade mútua entre linguagem, cérebro e cognição (que abriga naturalmente a questão da plasticidade ou da flexibilidade corticocognitiva)[3],

2) concepção de cognição que a toma como socialmente construída, localmente significada e estruturada. Aqui, o contexto social em que a atividade cognitiva se desenvolve é parte essencial dessa atividade e nela não desempenha um papel apenas coadjuvante (Resnick, Levine e Teasley, 1991). Portanto, para essa abordagem, todo ato cognitivo deve ser visto como uma resposta específica para um conjunto de circunstâncias. A noção de social, nesse caso, não diz respeito apenas a um contexto institucional ou situacional no qual se desenvolve uma atividade, mas também a instrumentos cognitivos que utilizamos cotidianamente[4],

3) tese segundo a qual a linguagem exerce uma função reguladora/mediadora/estruturante diante do conhecimento ou de outros processos cognitivos, como a memória ou a percepção[5],

4) consideração de que a interação conversacional é uma das manifestações prototípicas das práticas sociais[6].

Entre os aportes que uma perspectiva sociocultural (ou sociocognitiva) poderia dirigir à terapêutica das afasias, podemos elencar, em segundo lugar, os enfaticamente "metodológicos":

1) evocação de diferentes práticas discursivas e rituais sociais, bem como de distintas configurações textuais e quadros interativos;

2) procedimentos de inspiração etnográfica (interesse pelos pontos de vista dos sujeitos, inserção de pesquisadores nas atividades, evocação de contextos de práticas "naturais" etc.);

3) dinâmica interacional: opção pela gestão coletiva das atividades a serem desenvolvidas pelo grupo.

Tendo em vista o exposto, pode-se observar que a neurolingüística de base sociocultural procurará pautar-se pelos seguintes aspectos, no tocante às afasias:

1) estudo e consideração de como o sujeito atua com a linguagem (serão focalizados, então, os processos e as práticas lingüístico-discursivas, o impacto da afasia sobre o sujeito e seu entorno psicossocial, a coocorrência de processos não verbais de significação etc.);

2) consideração das condições lingüístico-pragmáticas características do contexto no qual estão imersos o sujeito afásico e seus pares;

3) abandono das baterias de testes diagnósticos como fonte exclusiva ou privilegiada de informações sobre o estado lingüístico-cognitivo do sujeito;

4) imprescindível articulação teórica para dar conta de um construto explicativo do funcionamento corticocognitivo;

5) consideração das condições psicoafetivas do sujeito e de seus familiares;

6) compromisso ético com o sujeito, a teorização e a conduta clínico-terapêutica.

O CCA inscreve-se, pois, como alternativa às terapias ou grupoterapias tradicionais. Entre as características mais gerais do CCA passíveis de conter propriedades terapêuticas, podemos listar:

1) existência de aspectos reveladores e potencializadores de normalidade;

2) práticas discursivas que são condição para a construção da (inter)subjetividade, que nasce da relação entre os sujeitos afásicos e não afásicos;

3) diferentes aspectos da significação, verbais e não verbais, que não a reduzem à representação ou comunicação direta do mundo;

4) possibilidades de expressão do sujeito (que é instado no contexto de diferentes práticas sociais a refletir sobre si mesmo, sobre a comunicação, sobre os movimentos que constituem o funcionamento do discurso);

5) diferentes produções ou configurações textuais e atividades discursivas, nas quais se encontram variadas formas – verbais e não verbais, sociais, espaciais, gestuais etc. – de estruturação da interação (entre afásicos e afásicos; afásicos e não-afásicos; não-afásicos e não-afásicos) e nas quais se podem observar a presença de vários interlocutores, a dinâmica de trocas de turno, distintas grades temáticas e modos de inserção e organização conjunta do tópico conversacional;

6) diversidade de experiência comunicacional dos sujeitos que integram o grupo.

O trabalho desenvolvido no CCA procura se pautar por algumas categorias de cunho metodológico, entre as quais é possível elencar:

1) estrutura e gestão das interações e dos enquadres comunicativos;

2) estratégias (pragmáticas, comunicativas, textuais) dos sujeitos afásicos em situações interativas com afásicos e não-afásicos;

3) exploração de semioses coocorrentes nos atos enunciativos;

4) emergência e estabilização de competências lingüístico pragmáticas;

5) semelhanças e diferenças formais e discursivas entre linguagem oral e escrita, considerando a variação de práticas de letramento dos integrantes do grupo;

6) reflexão, por meio da observação de variadas práticas e rituais sociais e comunicativos, sobre a dinâmica do CCA como grupo social;

7) observação da semiologia neurolingüística (parafasias, agramatismos etc.) em contextos de uso da linguagem

O cca como uma comunidade de práticas

Tais características levam-nos a tomar o CCA como uma "comunidade de práticas" (cf. Morato *et al.*, 2005) e como uma "prática discursiva" (cf. Morato *et al.*, 2002b), noções emprestadas da sociolingüística e das teorias da enunciação (cf. Salazar-Orvig, 1999).

Segundo Wenger (1998) e Holmes e Meyerhoff (1999), a "comunidade de práticas" pode ser definida com base em três dimensões: o engajamento mútuo, que diz respeito a uma interação regular, cotidiana; o empreendimento conjunto, que se refere não a um objetivo compartilhado *a priori*, mas a um empreendimento negociado que envolve complexas relações de mútuos ajustes e acordos; e o repertório compartilhado de recursos conjuntos para a negociação do sentido. Desse repertório fazem parte processos de significação verbais e não verbais. De acordo com Wenger (1998), podemos encontrar nas comunidades de práticas certos traços mais ou menos específicos, que as caracterizam.

Holmes e Meyerhoff (1999, p. 179) elencam alguns traços definidores das comunidades de prática, que também podemos encontrar no CCA:

1) compartilhamento de práticas;
2) pertencimento construído dentro do grupo;
3) construção ativa da interdependência entre identidades pessoais e a do grupo;
4) partilha de objetivos, sociais e instrumentais;
5) ocorrência de um processo social de aprendizagem.

Pertencer a uma comunidade de prática, portanto, requer ação coordenada entre os envolvidos. Requer o trabalho de várias competências: relativas à linguagem e a seu funcionamento; aos padrões socioculturais de comportamento; aos processos sociocognitivos de interpretação e produção de sentidos; ao tratamento intersemiótico de todo e qualquer objeto simbólico. O CCA, tendo desenvolvido ao longo dos anos uma dinâmica interativa particular – que consiste em construir, por meio da evocação de rotinas sociais significativas, um cotidiano e, com base nele (ou ao mesmo tempo), construir um discurso "sobre" o cotidiano (cf. Camerin, 2005) –, pode ser caracterizado como grupo social.

O CCA como prática discursiva

O CCA tem sido também por nós conceituado como prática discursiva em dois sentidos: um que o toma o Centro como objeto de análise e outro que o toma como cenário de possibilidade de uma nova relação dos sujeitos afásicos com a linguagem.

O que entendemos aqui por práticas discursivas? Em termos gerais, são aquelas atividades que prevêem reversibilidade entre o que se produz como texto (linguagem, gesto, pantomima, desenho etc.) e aquilo que diz respeito às referências do mundo social. O que determina essa reversibilidade entre linguagem e sociedade é o conjunto de condições de sua produção (cf. Maingueneau, 1978; 1989) e os movimentos enunciativos (intersubjetivos, pragmáticos, contextuais) que articulam a construção do sentido verbal e não-verbal.

Postular que o CCA é uma prática discursiva requer ainda que pensemos nas propriedades interativas que a constituem. Embora a noção de interação seja elevada à condição de princípio na perspectiva teórica que adotamos, não temos motivo nenhum para afirmar que ela evoca *per se* uma idéia de cooperação, de comunicabilidade ou de solidariedade tributárias dos sujeitos. Interação evoca a idéia de influência recíproca, e isso não implica necessariamente ação conjunta ou colaborativa, ausência de conflitos e disputas, eqüidade interpessoal.

A observação da interação de pessoas não afásicas com sujeitos afásicos nos leva a admitir que, entre as possibilidades de troca e influência mútuas, encontramos o silêncio pesaroso, a dessimetria interlocutiva, a ineficácia comunicativa. Nossa observação da dinâmica de funcionamento do CCA não qualificaria o tipo de interação entre pessoas afásicas e não afásicas como implacavelmente assimétrico, desigual, finalisticamente orientado.

A rigor, mesmo que os não-afásicos disponham de uma atitude de empatia básica com os sujeitos afásicos, o CCA não é diferente de outros grupos sociais que se constituem para enfrentar questões de interesse comum e que em torno disso costumam definir sua identidade. O que pode fazer a diferença aqui é a consideração crítica das condições de produção dessa interação, a postura ético-discursiva que marca as ações dos não-afásicos em relação aos afásicos e a atitude dos afásicos e seus familiares com relação a diferentes situações que enfrentam cotidianamente.

Do esboço desenhado anteriormente, consideramos que outro aspecto importante a caracterizar as propriedades interativas do CCA, para além de sua dessimetria básica (falante eficaz *versus* falante não eficaz), é sua heterogeneidade básica – revelada pela estratificação sociocultural, pelas diferentes faixas etárias de seus integrantes e mesmo pelos distintos quadros afásicos apresentados pelos sujeitos. Em ambos os aspectos, dessimetria e heterogeneidade, o CCA não parece se distinguir de outros grupos sociais. Aqui, o CCA não deixa de ser uma "arena de disputas de sentido" (para usar a expressão de Bakhtin, 1929; 1986), onde seus integrantes compartilham ou não dos mesmos pressupostos culturais, avaliam os limites e alcances de opiniões próprias e alheias, e fazem a troca de diferentes experiências e perspectivas se tornar capaz de alterar pontos de vista.

Tendo sob perspectiva o exposto, que noção de interação vai nos interessar neste caso? A noção larga de interação revela uma incontestável verdade a respeito de como procedemos no mundo ("toda ação humana procede de interação", para lembrarmos Bakhtin). Por outro lado, uma noção muito estreita, que toma a interação como verbal, por exemplo, não nos ajuda a compreender os fenômenos destacados na pesquisa. Há outras interações que não apenas verbais. E, quanto a isso, a perspectiva bakhtiniana nos parece a mais apropriada: interação pressupõe uma relação discursiva.

Considerações finais

Longe de ser subsumido ou reduzido a um contexto clínico ou terapêutico tradicional, cumpre assinalar, por último, que o CCA vale-se de um sentido particular do termo *terapia*, com base no qual pode evocar a idéia de todo e qualquer espaço reflexivo. Como dissemos anteriormente,

se a evocação de diferentes práticas discursivas interessa à análise de processos lingüístico-cognitivos, de outro, ela atua "terapeuticamente" na restituição de papéis sociais, na partilha de um espaço simbólico, no fortalecimento de quadros interativos, na recomposição da subjetividade, na caracterização do CCA como uma espécie de microcosmo social. O CCA não deixa, assim, de ser terapêutico, no sentido em que as relações humanas podem ter um efeito terapêutico; ou no sentido em que o reconhecimento dos rituais sociais – a empatia, a amizade, a ação conjunta, a reflexão – podem ser terapêuticos. (Morato *et al.*, 2002b, p. 57)

Notas

[1] Dessa equipe fazem parte, atualmente, Edwiges Maria Morato, Heloísa de Oliveira Macedo, Juliana Pablos Calligaris, Iria Marjori S. Reisdorfer e Fernanda Miranda da Cruz, integrantes do grupo de pesquisa Cognição, Interação e Significação.

[2] As reuniões semanais do CCA, que se desenvolvem em três horas, são assim organizadas: na primeira hora, o grupo se dedica às atividades do Programa de Linguagem, no qual se procura explorar os aspectos verbais e não-verbais que constituem o modo de existência da linguagem (conversações, comentários, relatos, explanações, leituras etc.) por meio de ações planejadas (como discutir temas do noticiário ou algum tópico de interesse coletivo, integrando linguagem oral e escrita, bem como outras semioses não-verbais; organizar ações comuns, como a projeção de filmes escolhidos pelos integrantes do grupo ou planejar alguma palestra ou visita a algum evento cultural; selecionar jogos dos quais participam os integrantes do grupo etc.). Em seguida, o grupo faz por cerca de meia hora uma pausa para o café, que é preparado coletivamente no próprio espaço físico onde ocorrem as reuniões do Centro. Essa modalidade de nossa metodologia dá maior espaço ao discurso cotidiano, pois nesse momento vão se estabelecendo ou se fortalecendo ainda mais – em função da cena cotidiana característica que se evoca – os quadros interativos entre os integrantes, do qual as afinidades eletivas entre os sujeitos e a consolidação de um conhecimento partilhado são exemplares. Após o café, desenvolve-se, por cerca de uma hora, o Programa de Expressão Teatral, que tem explorado técnicas e recursos cênicos com vistas à reorganização expressiva dos sujeitos afásicos, e também à exploração de ações reflexivas sobre as significações verbais e não-verbais.

[3] As modernas neurociências, pautando-se por uma visão sistêmica e dinâmica da atividade cerebral, da qual a neuroplasticidade e o rearranjo funcional são exemplares e uma evidência empírica incontestável, não deixam, de alguma maneira, de render tributo aos responsáveis pelo nascimento da moderna neuropsicologia (como Head, Monakov, Luria), em maior ou menor grau herdeiros da concepção sociogênica dos processos corticocognitivos, de inspiração vygotskiana. Críticos contundentes do localizacionismo modularista vigente desde o século XIX, esses autores se pautaram pelo estudo da heterogeneidade das manifestações inter e intracognitivas – sobretudo nas alterações afásicas, que decorrem de lesões estruturais no sistema nervoso central (SNC) e que têm marcado os estudos sobre processamento cerebral da linguagem e sobre suas condições de reorganização –, procurando entrever especificidades e condições de ordem sociocultural da relação linguagem–cognição.

[4] Esse entendimento está de algum modo presente na concepção de interação como atividade sociocognitiva a partir da qual a aquisição da linguagem se torna possível, como podemos observar na seguinte passagem de Mondada e Pekarek (2000, p. 154-5):

> A cognição pode ser compreendida como situada em dois sentidos: de uma parte, ela pode ser considerada como enraizada na interação social (Rogoff, 1990); de outra parte, ela pode ser compreendida como estando ancorada nos contextos institucionais e culturais mais largos (Cole, 1994/1995; Wertsch, 1991a e b); a abordagem sociocultural procura reunir esses dois aspectos em um modelo coerente [...] A atividade, enquanto processo dinâmico situado nas estruturas sócio-históricas, encontra-se assim apresentada como ponto de partida para o estudo do funcionamento mental. Nesses termos, encontra-se ao mesmo tempo estabelecida a concepção de cognição como prática, distribuída, emergente das atividades locais, que não somente se opõe à sua modelização tradicional e individualizante em termos de interioridade e de intencionalidade, mas que, mais geralmente, se recusa à separação entre o que relevaria do domínio do desenvolvimento individual, cognitivo e autônomo, e do que relevaria do domínio da atividade coletiva, interativa e social.

[5] A função organizadora da linguagem emerge, segundo Vygotsky, na relação entre a fala e a ação, no momento em que as duas se "deslocam": "Uma vez que as crianças aprendem a usar efetivamente a função planejadora de sua linguagem, o seu campo psicológico muda radicalmente. Uma visão do futuro é, agora, parte integrante de suas abordagens ao ambiente imediato [...] Assim, com a ajuda da fala, as crianças adquirem a capacidade de ser tanto sujeito como objeto de seu próprio comportamento" (1930/1978, p. 29-31).

[6] De acordo com essa perspectiva, é nas interações sociais (as ações sociocognitivas) que emergem as significações. Nesse âmbito, importa salientar como próprias da construção do sentido a escassez do significante, bem como a existência de semioses coocorrentes (cf. Salomão, 1999). Segundo Marcuschi (2003):

> Vista como atividade sócio-interativa situada, a língua não é uma forma de representar a realidade. Assim, é na interação (seja com um texto ou um outro indivíduo) que emergem os sentidos numa espécie de ação coletiva, o que permite dizer que as relações que possibilitam a continuidade temática e a progressão referencial no texto, fazendo surgir coerência e coesividade, não são propriedades intrínsecas apenas. Coesão e coerência não se esgotam nas propriedades léxico-gramaticais imanentes à língua enquanto código, nem no texto enquanto artefato. Embora as relações léxico-gramaticais continuem cruciais, requerem-se, ainda, atividades lingüísticas, cognitivas e interacionais integradas e convergentes que permitam o acesso à construção de sentidos partilhados.

Referências bibliográficas

BAKHTIN, M. *Marxismo e filosofia da linguagem*. São Paulo: Hucitec, 1929/1986.

BAUMANN, R. *O Brasil e a economia global*. Rio de Janeiro: SOBEET/Campus, 1996.

BOURDIEU, P. *Ce que parler veut dire: L´économie des échanges linguistiques*. Paris: Fayard, 1982.

CAMERIN, I. M. P. *O discurso quotidiano no* CCA – *Centro de Convivência de Afásicos (*IEL/*Unicamp)*. 2005. Mestrado – Instituto de Estudos da Linguagem, Universidade Estadual de Campinas, Campinas.

CASTELLS, M. "Os novos paradigmas tecnológicos e suas implicações econômicas e sociais". In: *O Brasil e as tendências econômicas e políticas contemporâneas*. Brasília: Fundação Alexandre Gusmão, 1995.

FOUCAULT, M. *O nascimento da clínica*. Rio de Janeiro: Forense Universitária, 1977.

GOODWIN, C. "A competent speaker who can't speak: the social life of aphasia".*Journal of Linguistic Anthropology*, Califórnia, v. 14, n. 2, p. 151-70, dez. 2004.

GUMPERZ, J. "La communauté em paroles du point de vue interactionnel". In: PARRET, H. (ed.). *La communauté en paroles*. Bruxelas: Mardaga, p. 55-77, 1991.

HOLMES, J.; MEYERHOFF, M. "The community of practice: theories and methodologies in language and gender research". *Language in society,* Nova York, v. 28, n. 2, p. 173-85, 1999.

HYMES, D. *Vers la compétence linguistique*. Paris: Hatier-Credif, 1984.

KOCH, I. G. V. *Introdução à lingüística textual*. São Paulo: Martins Fontes, 2004.

KOCH, I. G. V.; CUNHA-LIMA, M. L. A. "Do cognitivismo ao sociocognitivismo". In: MUSSALIM, F.; BENTES, A. C. (orgs.). *Introdução à lingüística: fundamentos epistemológicos*. v. 3. São Paulo: Cortez, 2004.

LURIA, A. R. *Basic problems of neurolinguistics*. The Hague: Mouton, 1976.

_____ . *Fundamentos de neuropsicologia*. São Paulo: Edusp, 1981.

MAINGUENEAU, D. *Les functions corticales supérieures de l´homme*. Paris: PUF, 1978.

_____ . *Novas tendências em análise do discurso*. Campinas: Pontes, 1989.

MARCUSCHI, L. A. "Do código para a cognição: o processo referencial como atividade cognitiva". *Veredas,* Juiz de Fora, v. 6, n. 1, p. 43-62, julho de 2003.

MONDADA, L. "Cognition et parole-en-interaction". *Veredas,* Juiz de Fora, v. 10, p. 131-9, 2003.

MONDADA, L.; PEKAREK, S. "Interaction sociale et cognition située: quells modèles pour la recherche sur l´aquisition des langues?" In: AILE – *Aquisition et Interaction en Langue Etrangère. Revue Semestrielle de l'Association Encrages.* Depa, Université Paris VII, março de 2000.

MORATO, E. M. "O interacionismo no campo lingüístico". In: MUSSALIM, F.; BENTES, A. C. (orgs.). *Introdução à lingüística – fundamentos epistemológicos.* São Paulo: Cortez, p. 311-51, 2004.

_____ . *Centro de Convivência de Afásicos: práticas discursivas, processos de significação e propriedades interativas.* Fapesp – Proc. 99/07055-6, 2002a.

_____ . "Neurolingüística". In: MUSSALIM, F.; BENTES, A. C. (orgs.). *Introdução à lingüística – Domínios e fronteiras.* São Paulo: Cortez, 2001.

_____ . "As afasias entre o normal e o patológico: da questão neuro(lingüística) à questão social". In: LOPES, F.; MOURA, H. (orgs.). *O direito à fala: a questão do preconceito lingüístico.* Florianópolis: Insular, 2000.

MORATO, E. M. *et al. Análise da competência pragmático-discursiva de sujeitos afásicos que freqüentam o Centro de Convivência de Afásicos (CCA/IEL – Unicamp).* Fapesp – Proc. 03/02604, 2005.

MORATO, E. M. *et al. Sobre as afasias e os afásicos – subsídios teóricos e práticos elaborados pelo Centro de Convivência de Afásicos (Universidade Estadual de Campinas).* Campinas: Unicamp, 2002b.

RESNICK, L. B.; LEVINE, J. M.; TEASLEY, S. D. *Perspectives on socially shared cognition.* Washington: American Psychological Association, 1991.

SALAZAR-ORVIG, A. S. *Les mouvements du discours: style, reference et dialogue dans des entretiens cliniques.* Paris: Harmatteurs, 1999.

SALOMÃO, M. M. "A questão da construção do sentido e a revisão da agenda dos estudos da linguagem". Veredas, Juiz de Fora, v. 4, n. 1, p. 61-79, julho de 1999.

TOMASELLO, M. *Origens culturais da aquisição do conhecimento humano.* São Paulo: Martins Fontes, 2003.

VYGOTSKY, L. S. "Thinking and speaking. Problems of general psychology". *The collected works of L. S. Vygotsky.* v. I. Nova York: Plenun Press, 1987. [original de 1934].

_____ . *Mind in society.* Harvard: The President and Fellows of Harvard College, 1930/1978.

Wenger, E. *Communities of practice. Learning, meaning and identity.* Cambridge: Cambridge University Press, 1998.

3. A terapêutica grupal na clínica fonoaudiológica voltada à linguagem escrita[1]

Maria Letícia Cautela de Almeida Machado
Ana Paula Berberian
Giselle Massi

Apresentação

Registros apontam que intervenções fonoaudiológicas com grupos começaram a ser implementadas no Brasil na década de 1980. Tratava-se de iniciativas isoladas, que tinham como palco os serviços públicos de saúde. Tais práticas foram motivadas, principalmente, pela necessidade de agilizar o atendimento, de absorver a demanda de usuários e, portanto, diminuir as listas de espera de pessoas que aguardavam atendimento em instituições de saúde (Correa, 1997).

Santos (1993) enfatiza que, naquele período, os atendimentos fonoaudiológicos grupais, sem contar com o apoio de referenciais teóricos específicos, eram prioritariamente estruturados com base em critérios relativos à quantidade de sujeitos e ao tipo de patologias apresentadas por eles.

Apesar de nessas últimas duas décadas termos acompanhado um implemento em pesquisas que buscam formular subsídios teórico-metodológicos para uma análise mais aprofundada das particularidades que envolvem a organização e a constituição dos grupos e de suas potencialidades terapêuticas, Panhoca e Penteado (2003) afirmam que grupos de fonoaudiólogos tendem, ainda hoje, a utilizar os critérios antes apontados na configuração do grupo terapêutico, como transpor para tal contexto procedimentos adotados nas terapias individuais.

De qualquer maneira, podemos observar na literatura fonoaudiológica, a partir de meados de 1990, não só uma ampliação de relatos e estudos acerca de práticas grupais, como o aprofundamento teórico em torno destas[2]. Alguns desses trabalhos, além de propostas de terapia grupal, sugerem, especialmente no contexto da Saúde Pública, a constituição de grupos como possibilidades de intervenções preventivas e educativas, que visem à promoção da saúde e da linguagem. Portanto, de uma iniciativa com caráter preferencialmente funcional, ou seja, que planejava ampliar o número de sujeitos atendidos para dar conta da demanda do Sistema Público de Saúde, a intervenção terapêutica grupal passou a ser considerada por grupos de fonoaudiólogos uma possibilidade de ação terapêutica diferente da individual.

Vale destacar que a ampliação do trabalho fonoaudiológico com grupos e a complexidade das situações com que fonoaudiólogos passaram a deparar, uma vez adotada essa modalidade de atendimento terapêutico, afirmam a necessidade de a área definir como um de seus domínios de investigação a intervenção grupal.

Nesse sentido, motivadas por indagações formuladas segundo a intervenção terapêutica fonoaudiológica com um grupo de crianças com queixa de distúrbio de leitura e escrita[3], pretendemos, neste estudo, apresentar elementos teóricos que contribuam para a análise acerca da natureza dessa modalidade de intervenção.

Antes de avançarmos, no entanto, há de se explicitar os pressupostos que fundamentam este trabalho. Nossa proposta de abordagem terapêutica grupal sustenta-se na análise da singularidade do sujeito entendido com base em uma concepção discursiva e interacionista da linguagem. A perspectiva interacionista proposta pela corrente sócio-histórica afasta-se de uma noção de linguagem como simples veículo de informações e resgata, no espaço da interlocução, o papel do homem que, como um ser social, histórico e cultural, é sujeito e autor das transformações sociais, na medida em que se constitui de acordo com o fenômeno lingüístico (Massi, 2004).

Filiando-nos às posições de Bakhtin (1995), consideramos a língua não como um código autônomo, estruturado tal qual sistema abstrato e homogêneo, mas como um fato social, histórico, desenvolvido segundo as práticas sociais e, como tal, obediente a convenções de uso. Com base nos postulados desse autor, entendemos que a linguagem deve ser abordada como constitutiva dos sujeitos e das relações sociais, uma vez que toda e qualquer enunciação se origina na situação social imediata e, portanto, os processos de apropriação da escrita se realizam conforme as condições de produção que concorrem para a qualidade e natureza das relações sociais intermediadas por essa modalidade de linguagem. Tais relações, estabelecidas entre diferentes interlocutores, constituirão as formas de operar, agir e pensar sobre a linguagem nos diferentes modos de manifestação.

Enfatizamos, assim, que a apropriação da escrita não se dá de maneira passiva, pela incorporação de recortes restritivos da língua. A apropriação da leitura e da escrita implica não apenas o conhecimento normativo dessa modalidade de linguagem, e o modo de codificá-la e decodificá-la, mas a possibilidade de inclusão em práticas de leitura e escrita socialmente significativas.

Feitas tais considerações, ressaltamos que este estudo está estruturado em três partes. Na primeira, são abordados fundamentos acerca do grupo terapêutico, formulados nos campos da psicanálise e fonoaudiologia, em torno dos seguintes aspectos: a natureza do atendimento grupal e os papéis desempenhados no grupo terapêutico. A segunda parte reúne princípios norteadores de uma abordagem terapêutica grupal voltada à linguagem escrita. Na terceira, tecemos nossas considerações finais.

Considerações acerca do grupo terapêutico

Inicialmente, convém ressaltar que as discussões aqui apresentadas foram formuladas de acordo com conhecimentos produzidos na psicanálise, área que dispõe de referenciais para a análise da natureza da relação terapêutica grupal, bem como baseadas em estudos produzidos pela própria fonoaudiologia. Por isso, o desafio que se impôs diz respeito à sistematização de conhecimentos e procedimentos que dêem conta da especificidade da terapia fonoaudiológica grupal, já que não se trata de deslocar conceitos de uma área para outra, dadas as devidas diferenças entre a natureza de uma e de outra prática clínica.

A natureza do grupo terapêutico

A fim de introduzir a discussão a respeito do caráter das relações grupais, recorremos à afirmação do psicanalista Zimerman (1997), para quem o ser humano é gregário por natureza e somente existe, ou subsiste, em função de seus inter-relacionamentos grupais. Desde o nascimento, o indivíduo participa de diferentes grupos, em uma constante dialética entre a busca de sua identidade individual e a necessidade de uma identidade grupal e social. Logo, como o mundo interior e exterior são a continuidade um do outro, da mesma forma o individual e o social não existem dicotomicamente; pelo contrário, diluem-se, completam-se e se interpenetram.

Apesar da determinação que as relações grupais exercem sobre a constituição dos sujeitos, Zimerman (1997) afirma que a definição de grupo nos campos da psicologia e da psicanálise é complexa, imprecisa e diversificada. Segundo o autor, a idéia do grupo pode designar um conjunto de três pessoas, como também pode conceituar uma família, uma turma ou gangue de formação espontânea. Pode ainda se referir a uma composição artificial de grupos, por exemplo o de uma sala de aula ou de um grupo terapêutico.

Existem, assim, grupos com diferentes organizações, quer seja em função do número de participantes, da motivação, da finalidade ou das relações estabelecidas entre seus membros. Desse modo, o termo *grupo* pode remeter a diferentes configurações, tornando inadequada uma definição genérica sobre ele.

Entretanto, há uma distinção que se faz necessária entre grupo e agrupamento. O agrupamento é constituído por um conjunto de pessoas que convive partilhando de um mesmo espaço e que guarda entre si certa valência de inter-relacionamento além de uma potencialidade para se constituir como um grupo propriamente dito. Ao se reunirem, as pessoas experimentam inicialmente uma ansiedade por se integrarem em um grupo desconhecido. Nesse momento grupal denominado *aglutinação*, o que existe é apenas um agrupamento de pessoas, no qual a relação entre os membros do grupo não ocorreu e, portanto não há, ainda, lugar para comunicação significativa.

A superação dessa situação inicial pressupõe relações vinculares próprias de um grupo. Segundo Pichon-Rivière (1988), o estabelecimento do vínculo ocorre quando somos internalizados pelo outro e internalizamos o outro dentro de nós. Ou seja, o grupo existe a partir do momento em que as pessoas constroem uma representação interna de si e dos demais membros do grupo, de maneira que cada integrante, ao ser internalizado pelos outros, passa a fazer parte do grupo interno de cada um.

A transformação do agrupamento em um grupo se dá na dinâmica do processo grupal[4], fundamentalmente condicionada às maneiras como ocorrem os vínculos e aos modos como os papéis são assumidos pelos sujeitos no grupo. Tal processo, além de dinâmico, é cíclico, na medida em que envolve avanços e retrocessos. De qualquer forma, a configuração do grupo pressupõe que os sujeitos assumam uma posição de interlocutores uns dos outros e, sendo assim, a condição de sujeitos na dinâmica do grupo.

Desse modo, para a configuração de um grupo, é condição primeira que exista entre as pessoas uma interação social e algum tipo de vínculo. A passagem da condição de um agrupamento para a de um grupo consiste na transformação de "interesses comuns" em "interesses em comum", devendo o segundo possuir as seguintes características básicas:

- Um grupo não é uma somatória de indivíduos. Ele se constitui como nova entidade, com leis e mecanismos próprios e específicos. Contudo, é indispensável que sejam preservadas as particularidades dos indivíduos componentes do grupo.
- Todos os integrantes do grupo devem estar reunidos em torno de um projeto comum.
- Deve haver a instituição de um enquadre (*setting*) e o cumprimento das combinações nele estabelecidas. Assim, além

de ter os objetivos definidos, o grupo deve preservar o espaço, o tempo e as regras e variáveis que delimitem e normatizem a atividade grupal proposta.

- Em todo grupo coexistem duas forças contraditórias: uma tendente à coesão, e a outra, à desintegração.
- O grupo pressupõe uma distribuição hierárquica de posições e de papéis.
- É inevitável a formação de um campo grupal dinâmico, em que gravitem fantasias, ansiedades, necessidades, desejos, mecanismos defensivos, identificações, fenômenos resistenciais e transferenciais. Esse campo pode representar um enorme potencial energético psíquico, dependendo do vetor resultante do embate entre as forças coesivas e as desintegradoras. (Zimerman, 1997, p. 28)

As características anteriormente citadas apontam que o grupo constitui-se pela formação de relações entre seus membros, pela articulação em torno de objetivos comuns e pela existência de um enquadre específico, o que lhe confere estrutura e funcionamento específicos. Tal especificidade se configura com base na dinâmica das interações, representações, e nos significados coletivamente construídos.

Para o entendimento do grupo como uma totalidade que, ao mesmo tempo, preserva a individualidade de seus membros, recorremos ao psicanalista Pichon-Rivière (1988), segundo o qual cada integrante do grupo comparece com sua história pessoal consciente e inconsciente, chamada *verticalidade* de experiências. Os sujeitos, à medida que se constituem como grupo, passam a compartilhar necessidades em função de objetivos comuns e criam uma história grupal própria e inovadora, chamada *horizontalidade* do grupo, que se estabelece de acordo com uma construção coletiva resultante da interação de aspectos das verticalidades dos sujeitos.

Ainda no que se refere à identidade inovadora própria da constituição do grupo, vale ressaltar a posição de Le Bon (*apud* Freud, 1976, p. 76), explicando ser esta a peculiaridade mais notável apresentada por um grupo terapêutico:

Sejam quem forem os indivíduos que o compõem, por semelhantes ou dessemelhantes que sejam seu modo de vida, suas ocupações, seu caráter ou sua inteligência, o fato de haverem sido transformados num grupo, coloca-os na posse de uma espécie de mente coletiva que os faz sentir, pensar e agir de maneira muito diferente daquela pela qual cada membro dele, tomado individualmente, sentiria, pensaria e agiria, caso se encontrasse em estado de isolamento. Há certas idéias e sentimentos que não surgem ou que não se transformam em atos, exceto no caso de indivíduos que formam um grupo.

Nesse sentido, Le Bon (*apud* Freud, 1976) afirma que o indivíduo membro de um grupo adquire, unicamente por considerações numéricas, um sentimento de poder que lhe permite render-se a instintos que, sozinho, teria compulsoriamente mantido sob coerção. O grupo pode potencializar, por configurar-se como um espaço de continência, manifestações do inconsciente necessárias para o andamento do processo terapêutico. Portanto, a participação do indivíduo no grupo se dá também por meio de processos inconscientes cuja contribuição não é inerte no grupo; ela se transforma, associando-se às contribuições dos outros membros.

Seguindo tal linha de raciocínio, Kaës (1997) considera que as relações entre vários sujeitos do inconsciente produzem formações e processos psíquicos específicos, que organizam vínculos intersubjetivos. O psicanalista acrescenta ainda que aquilo que cada sujeito projeta no grupo faz parte da configuração de seu grupo interno. Ao trazer para o grupo uma parte de sua própria realidade psíquica, o sujeito lhe confere a posição de um extensor da própria psique (Kaës, 1997).

Para aprofundamento da análise acerca da natureza das relações grupais, consideramos relevante apresentar quatro dos fenômenos que, segundo Zimerman (1997), circulam no campo grupal:

1) A *ressonância*, que é um fenômeno comunicacional, no qual a fala trazida por um membro do grupo vai ressoar em outro, transmitindo um significado afetivo equivalente, e assim sucessivamente.

2) O fenômeno do *espelho*, que diz respeito ao fato de cada participante do grupo poder ser refletido nos e pelos outros, configurando uma possibilidade de discriminar, afirmar e consolidar um processo de identificação, que nada mais é do que o indivíduo se reconhecer ao ser reconhecido pelo outro, e, assim, formar sua identidade.

3) A função de *continente*, ou seja, o grupo coeso exerce a função de ser continente das angústias e necessidades de cada um de seus integrantes.

4) O fenômeno da *pertencência*, também denominado *vínculo do reconhecimento*, refere-se à necessidade de cada indivíduo, de forma vital, de se reconhecer e ser reconhecido pelos demais integrantes como alguém que, de fato, pertence ao grupo. Tal fenômeno alude ainda à necessidade de que cada um reconheça o outro como alguém que tem direito de ser diferente e emancipado dos demais.

Esses fenômenos ocorrem devido às interações estabelecidas entre os participantes do grupo e entre estes e o terapeuta. Ao possibilitar novas relações interpessoais, o grupo torna os sujeitos receptivos a diferentes recursos culturais, a uma grande diversidade de experiências e conhecimentos, e a diferentes possibilidades de pensar e agir nas relações. Portanto, o grupo terapêutico possibilita a criação de vínculos intersubjetivos que permitem aflorar os fenômenos tanto de identificação quanto de ressonância, pertencência e continência.

No grupo terapêutico, pela heterogeneidade e diversidade socioeconômica-cultural, há possibilidades de contribuição, de partilha, de complementaridade em relação aos demais membros do grupo, uma vez que a dificuldade de um pode ter sua ressignificação na/pela habilidade do outro, e o que falta a um sujeito pode estar em outro.

Dessa forma, o grupo é concebido como uma estratégia terapêutica que amplia e potencializa as possibilidades de realização dos sujeitos. O sujeito contribui para o andamento do grupo, ao mesmo tempo em que se beneficia das colaborações de todos os membros, configurando, segundo Panhoca (2004), um processo de construção dialética. Na medida em que o sujeito e o grupo influenciam-se mutuamente, há uma interação cada vez mais definida e intensa na qual o "poder realizar" passa a ser uma realidade para o sujeito.

Além disso, valores morais e éticos, posicionamentos ideológico-filosóficos, tanto dos próprios sujeitos quanto do seu universo de relações, estarão constantemente presentes no grupo. No dizer de Bakhtin (1995), nas vozes do grupo estão as vozes da história, uma vez que cada componente do grupo traz consigo o legado de sua cultura e de seu processo de inserção histórico-cultural.

O essencial é que o sujeito no grupo não seja reduzido a individual; ao contrário, que seja entendido como sujeito que age com instrumentos culturais (Panhoca, 2002). Com essa perspectiva, o grupo terapêutico possibilita aos sujeitos, por intermédio das relações e interações grupais, reviverem experiências anteriores, internalizadas na história pessoal de vida, atribuindo-lhes novas interpretações e significações, as quais podem tanto retificar quanto transformar as representações internas e a maneira de cada um se relacionar com sua própria história de vida e com as pessoas que fazem parte dela.

Papéis que configuram o grupo terapêutico
Papéis referentes aos participantes do grupo

Em todos os grupos em que se insere, o indivíduo ocupa um lugar, um papel, uma maneira de estar que, por sua vez, constitui sua maneira de ser, segundo sua história. Esses papéis, quando não são elaborados conscientemente, tendem a cristalizar-se, assumindo uma forma estereotipada, e a se manter ao longo da vida (Freire, 1992).

Em função disso, o grupo terapêutico deve criar situações nas quais seus componentes necessitem flexibilizar papéis[5]. Quanto mais diversos forem os papéis assumidos pelos sujeitos, mais saudável é o grupo, e quanto mais estereotipados esses mesmos papéis, mais restrito ele se torna por não possibilitar a ruptura dos mecanismos de delegação e assunção de papéis (Fiscmann, 1997).

A alternância de papéis é um dos fatores que caracterizam o processo terapêutico grupal uma vez considerada entre suas finalidades a desarticulação da estrutura estereotipada e a desestabilização de papéis que são fixos, bem como o "trânsito" dos participantes do grupo por diferentes papéis (Correa, 1997).

Nessa direção, Penteado (2000) ressalta ser fundamental não haver rigidez de papéis que demarquem relações de autoridade e de poder preestabelecidas; ao contrário, todos os membros do grupo, de acordo com as especificidades e subjetividades, devem ser convocados a assumir posicionamentos e papéis identificados como determinantes para a dinâmica e manutenção do processo grupal.

Para tanto, consideramos que, nas relações grupais, os papéis desempenhados pelos sujeitos não sejam tratados como identidades fechadas, mas como possibilidades de estar nas relações, como mecanismos desenvolvidos dinamicamente para lidar com o outro e consigo.

Papéis referentes ao terapeuta

A fim de discutir o papel do terapeuta, podemos recorrer inicialmente ao conceito de escuta formulado no campo da psicanálise, com base no qual se considera que o analista deve ter uma atenção flutuante para poder captar enunciados do inconsciente de seu paciente.

Essa noção de escuta descrita na psicanálise colabora com o aprimoramento da noção da escuta do fonoaudiólogo, podendo nos auxiliar a compreender o sujeito não somente pelo que é dito, mas fundamentalmente por meio de diferentes formas de manifestação da subjetividade. Passos (1995) sugere que a escuta terapêutica do fonoaudiólogo deva ser orientada por duas direções: uma que vise à escuta para o sintoma e outra que objetive uma *escuta analítica*, que permita ao terapeuta significar junto com o paciente suas experiências e seus conflitos.

Nessa perspectiva, cabe ao terapeuta possibilitar no grupo um espaço em que o sujeito possa se colocar como autor de seu discurso, o que pressupõe ausência de julgamentos e de censuras por parte do terapeuta, e acolhimento dos conflitos geradores dos sintomas apresentados pelo sujeito. David (2000) acrescenta que, para potencializar o fenômeno terapêutico no grupo, é necessário que, além de se constituir como um espaço onde o paciente possa falar, seja também um espaço onde ele é constantemente solicitado a ouvir. Enfim, o reconhecimento e a afirmação de si como sujeito estão condicionados à possibilidade de aceitação do outro como alteridade. Para tanto, cabe ao terapeuta criar condições de diálogo, dissolver polaridades e, especialmente, distribuir a palavra.

O terapeuta pode intervir de modo a dissolver estereotipias de papéis, uma vez que a imagem e os papéis assumidos pelos sujeitos estão relacionados ao olhar do outro. Enfim, a estereotipia é algo que se constitui intra e extrapsiquicamente.

Outro aspecto que caracteriza a posição do terapeuta no grupo, analisado por Penteado (2003), diz respeito à manutenção do enquadre terapêutico, que pressupõe:

- resguardar os objetivos e propostas grupais;
- identificar e admitir os limites da ação grupal em relação às problemáticas apresentadas pelos membros do grupo;
- preservar o grupo do encargo de assumir responsabilidades para as quais não esteja preparado;
- poupar o grupo de perseverar em aspectos já discutidos;
- poupar o grupo do desgaste de envolver-se com assuntos que extrapolam o alcance e a capacidade de intervenção e de ação grupal.

Para finalizarmos a reflexão sobre os papéis desempenhados no grupo, ressaltamos a necessidade da participação de um co-terapeuta, cuja presença, durante o processo terapêutico, poderá potencializar as possíveis transformações que ocorrem no grupo. O co-terapeuta não seria apenas um observador, mas também um membro participante do processo, permitindo novas formas de interação, sem, no entanto, ter a função de intervir diretamente no processo terapêutico. Dessa maneira, possibilitaria aos sujeitos do grupo maior percepção sobre a diferenciação das funções exercidas por ele e pelo terapeuta.

Linguagem escrita – princípios norteadores de uma abordagem terapêutica grupal

Passaremos a seguir a tecer considerações acerca de objetivos, estratégias e aspectos relacionados a uma proposta terapêutica grupal que vem sendo desenvolvida com crianças encaminhadas à Clínica da Universidade Tuiuti do Paraná com queixa de distúrbio de leitura e escrita. Tal proposta fundamenta-se, como anteriormente mencionado, em uma concepção sócio-histórica do sujeito e da linguagem. Para tanto, priorizaremos discussões em torno do processo de configuração grupal, bem como do trabalho realizado com a linguagem escrita.

Configuração grupal
A constituição do *"setting* grupal"

O primeiro passo em direção à constituição grupal é a construção de um *"setting* grupal" com base no qual será negociado, com os integrantes do grupo, os objetivos deste e o conjunto de regras, atitudes e combinações que permitirão seu funcionamento. Essas negociações dizem respeito não só à constituição do grupo, como à sua manutenção e a dos vínculos que ele comporta.

Visando favorecer o processo de constituição do grupo e criar possibilidades de contribuição, de ajuda, de partilha e de complementaridade entre seus membros, é preciso disponibilizar práticas de linguagem significativas. Assim, entendemos serem possíveis construções individuais e conjuntas que viabilizem conhecimentos partilhados e jogos de interação entre os diferentes membros do grupo.

Identificação, reconhecimento e internalização dos participantes do grupo

Para a configuração do grupo, é fundamental a promoção de discussões sobre o porquê de estar em grupo e, portanto, em torno de aspectos relacionados aos limites, sofrimentos e problemas vividos pelos sujeitos. A constituição do grupo como um espaço em que dificuldades, necessidades e expectativas possam emergir pode levar os sujeitos a buscar respostas a questões latentes que, muitas vezes, só se colocam na relação com o outro. Compartilhando com "iguais" (e não apenas com o terapeuta) vivências e sentimentos acerca da leitura e escrita, os participantes do grupo podem construir um entendimento das dimensões coletivas envolvidas com a própria condição de leitura e escrita, bem como desenvolver autonomia para enfrentar problemas decorrentes dela.

A construção de uma proposta comum para superar as dificuldades e aflorar o sentimento de pertencimento

As estratégias adotadas durante o processo terapêutico devem envolver situações de produções coletivas em que haja a cooperação de todos os membros do grupo. A cooperação deve revelar-se pela busca de consenso a fim de saber quem realiza as ações na divisão das tarefas e no fazer "em conjunto". Ressaltamos, mais uma vez, a necessidade da flexibilização de papéis assumidos por cada um dos componentes do grupo.

Momentos em que todos produzem juntos e outros em que o grupo é dividido em pequenos subgrupos, formando díades ou tríades, podem ocorrer para viabilizar a execução de atividades e discussões. As atividades podem, ainda, ser realizadas individualmente, contanto que sejam significativas para o desenvolvimento de determinado objetivo. Garantir uma proposta comum é a questão essencial para que os sujeitos se reconheçam como participantes de uma construção coletiva. Uma vez identificada a proposta como de todos e de cada um, a participação dos sujeitos é reveladora das posições e papéis assumidos no grupo.

Linguagem escrita
Ressignificação dos sentidos atribuidos à queixa

Levando em conta que os sujeitos com queixa de distúrbios de leitura e escrita e/ou de aprendizagem apresentam, muitas vezes, condições de leitura e escrita consideradas restritas – especialmente em decorrência de experiências de letramento e dos processos de escolaridade a que estão submetidos –, sinalizamos que, ao decidir pelo atendimento clínico grupal de tais sujeitos, identificamos no processo clínico-terapêutico uma possibilidade de ressignificação dos sentidos atribuidos à queixa. Tal queixa, em geral formulada por educadores e aderida pelos familiares, imputa a tais sujeitos a noção de incapacidade para a leitura e escrita, embora não apresentem nenhum tipo de distúrbio.

Essa perspectiva está comprometida, conforme Massi e Berberian (2005), com uma atuação clínica que atribui ao terapeuta o papel de incitar diálogos e vivências que coloquem em questão os significados que a queixa assume para o sujeito, para a família e para a escola. Na maioria dos casos, esses significados fazem crer que os distúrbios de leitura e escrita se configuram e se justificam por um mau funcionamento do cérebro, do ouvido, do olho ou da mão. Tais significados devem ser revistos com novos sentidos, uma vez que o sujeito, aprisionado nessa lógica (a exemplo da família e da escola), passa a tratá-la como sua e única realidade.

Nesse sentido, cabe ao fonoaudiólogo construir com os sujeitos, fortemente marcados pelo estatuto da incapacidade, possibilidades de ressignificar histórias vividas e mediadas pela linguagem escrita, desestabilizando verdades estigmatizadas e reinterpretando condições de domínio dessa modalidade de linguagem na qual os sujeitos estão inseridos (Berberian e Massi, 2006).

A construção de uma relação significativa com a linguagem escrita

É fato asseverado que os sujeitos, quando chegam à clínica fonoaudiológica em função de dificuldades com a linguagem escrita, já estabeleceram certa forma de operar e de se relacionar com esse objeto, a qual deve ser compreendida pelo fonoaudiólogo. O desinteresse pelas atividades de leitura e escrita, o desconhecimento acerca de suas funções, as frustrações e inseguranças geradas com freqüência pelos erros que o sujeito comete como leitor e escritor constituem, majoritariamente, o quadro com o qual o fonoaudiólogo depara (Dauden e Mori, 1997).

Considerando que o desinteresse dos sujeitos está justamente relacionado ao fato de não saberem por que, para que e com que finalidade escrevem, é preciso criar no grupo situações em que haja reais motivos para a produção escrita. O processo clínico grupal, formulado com base em modelos teóricos assumidos, deve ser conduzido de modo que os sujeitos envolvam-se em práticas sociais de leitura e escrita a fim de que tenham condições de dominar as diferentes dimensões, até apropriarem-se dessa modalidade de linguagem.

É preciso, portanto, de acordo com tais situações, discutir as funções da escrita; o papel que a linguagem escrita ocupa no universo desses sujeitos e o modo como eles se relacionam com essa forma de linguagem; as situações em que escrevem e lêem, os usos que fazem cotidianamente da leitura e escrita; o valor que eles creditam a esse modo de linguagem; e o papel que a escrita ocupa nos grupos sociais a que pertencem.

Trabalho com diferentes gêneros textuais

Outra meta do grupo terapêutico com a linguagem escrita é o acesso e a construção de diferentes gêneros textuais, considerando-os como um meio social de produção e de recepção do discurso. Perceber a utilização da língua como um processo com múltiplas maneiras de realização é fundamental para a compreensão e utilização do que Bakhtin (1997) conceituou como *gêneros discursivos primários e secundários*. Conhecer e ser capaz de usar determinado gênero implica reconhecer sua estrutura (plano composicional), prever o conteúdo temático e identificar um estilo familiar.

Os enunciados lingüísticos pertencem a determinada esfera da atividade humana, a certa condição sócio-histórica, e se realizam de maneiras diversas, a depender do interesse, intencionalidade e finalidade. No grupo, é preciso garantir aos sujeitos, nos termos de Mori-de Angelis e Dauden (2004), a possibilidade de (re)conhecer os diversos aspectos implicados na produção de um texto, ou seja, discutir noções como situação de produção, grau de conhecimento compartilhado, gênero discursivo, relações entre oralidade e escrita, esferas de circulação social e, principalmente, a escrita como lugar de constituição e manifestação de subjetividade.

Além disso, é preciso levar em conta que o domínio da escrita pressupõe, entre outras coisas, a incorporação das semelhanças e distinções existentes entre as modalidades oral e escrita da linguagem. Com base nesses pressupostos, assumimos como uma das prioridades do trabalho terapêutico grupal provocar discussões em torno das relações entre oralidade e escrita de acordo com situações de produção textual vivenciadas pelo grupo, explicitando as implicações lingüísticas resultantes do fato de o sujeito recorrer à oralidade para a formulação de suas hipóteses escritas.

Abordagem dos aspectos formais da escrita

Com relação aos aspectos formais e, mais especificamente, às questões ortográficas, o objetivo é levar os sujeitos a: identificar e argumentar em torno das hipóteses que motivaram a escrita, em seu texto, da palavra de uma maneira e não de outra; refletir sobre as diferentes formas que a palavra pode ser escrita; e colocar em discussão aspectos relativos à convenção ortográfica.

Na perspectiva teórica aqui adotada, as manifestações ortográficas que diferem da convenção devem ser acolhidas no grupo, deixando de ser consideradas de responsabilidade individual, e sim tratadas como construções coletivas. Desse modo, devem ser analisadas conjuntamente, envolvendo processos de participação, colaboração, cooperação, trocas, partilhas, reflexões, tentativas e construções. Assim, cada membro do grupo, ao confrontar com os outros instabilidades e dificuldades, passa a ressignificar as próprias potencialidades e limitações, inicialmente no contexto coletivo e, depois, de maneira individual.

Em tal caso, o terapeuta assume o papel do interlocutor que pode acolher as produções do grupo, procurando ampliar as possibilidades de dizer do grupo e de cada integrante. Para tanto, é preciso garantir um espaço em que os textos possam ser revistos, reelaborados, modificados, aprofundados, a fim de que, gradativamente, correspondam à extensão das idéias, dos conhecimentos e das informações de quem o escreveu (Perrota, Masini e Martz, 2004).

A reestruturação textual consiste em um dos procedimentos centrais do processo terapêutico grupal, uma vez que pressupõe o movimento de distanciamento e de retorno ao texto (Berberian, 2004). Tal processo deve ser realizado em conjunto por todos os integrantes do grupo ou entre terapeuta e sujeito, dependendo das condições e dos objetivos do texto. Entendemos a reescrita do texto ou reformulação, nos termos de Abaurre, Fiad e Mayrink-Sabinson (1997), não como autocorreção, mas como um processo de ressignificação que implica cortes imprevisíveis e intermitentes do sujeito nos aspectos formais e semânticos do texto.

Considerações finais

Primeiro, com a intenção de contribuir para uma reflexão mais aprofundada sobre abordagem fonoaudiológica grupal voltada ao atendimento de crianças com queixa de distúrbios de leitura e escrita, apresentamos alguns fundamentos acerca do grupo terapêutico, interpelando autores tanto da área de psicanálise quanto de fonoaudiologia, que têm uma visão de sujeito como um ser constitutivo em coerência com a perspectiva sócio-histórica que assumimos acerca da linguagem. Em seguida, discutimos uma proposta de abordagem terapêutica com um grupo de linguagem escrita, apresentando princípios norteadores do trabalho.

Procuramos indicar que o grupo é um enquadre propício para a clínica fonoaudiológica devido à própria natureza de seu objeto de intervenção: a linguagem. Entendemos que, na fonoaudiologia, o trabalho em grupo – mais do que uma resposta às necessidades de ordem econômica ou organizacional e mais do que mera estratégia facilitadora

ABORDAGENS GRUPAIS EM FONOAUDIOLOGIA   75

– é uma abordagem terapêutica potencialmente capaz de contribuir para a emergência de processos favoráveis ao desenvolvimento da linguagem e do sujeito.

O grupo possibilita novas relações cujos agentes utilizam recursos culturais e veiculam grande diversidade de experiências e conhecimentos. Ao fonoaudiólogo cabe compreender que o que está em jogo no momento da sessão terapêutica grupal é a natureza e a qualidade dessas relações intersubjetivas.

Notas

[1] O capítulo apresenta reflexões parciais do trabalho de dissertação de mestrado realizado por Maria Letícia Cautela de Almeida Machado sob orientação de Ana Paula Berberian, no Programa de Mestrado em Distúrbios da Comunicação da Universidade Tuiuti do Paraná (UTP).

[2] Relatos e análises de práticas fonoaudiológicas grupais desenvolvidas com professores, pais, gestantes, idosos e sujeitos considerados portadores de alterações de linguagem, motricidade oral, voz, audição, leitura e escrita, podem ser encontrados em: Santos (1993); Costa (1995); Anelli e Xavier (1995); Ehara *et al.* (1995); Simão e Chun (1995); Neto e Campiotto (1996); Cavalheiro (1997); Gomes e Remencius (1997); Penteado e Seabra (1998); Freitas *et al.* (1999); Panhoca (1999); Chun *et al.* (2000); David (2000); Lores (2000); Penteado (2000); Mendes e Novaes (2003); Penteado (2003); Panhoca e Penteado (2003); Panhoca (2004); Panhoca *et al.* (2005).

[3] A intervenção terapêutica grupal foi realizada por pesquisadores do Núcleo de Trabalho: Fonoaudiologia e Linguagem Escrita, vinculado ao Programa de Mestrado e Doutorado em Distúrbios da Comunicação da Universidade Tuiuti do Paraná. Ressaltamos que, paralelamente à intervenção com o grupo de crianças, foi realizado trabalho com um grupo de pais e/ou responsáveis por elas. Discussões acerca de tal atuação podem ser encontradas em: Berberian e Massi (2006); Ghislandi (2006).

[4] O psicólogo Yozo (1996), de acordo com a idéia de matriz de identidade do psiquiatra Moreno (*apud* Yozo, 1996), aponta para uma maneira de compreender as fases de constituição do grupo ao sugerir quatro etapas: Eu – comigo, Eu e o outro, Eu com o outro e Eu com todos.

[5] Pichon-Rivièri (1988) descreve papéis que constituem sujeitos de um grupo: líder de mudança, líder de resistência, bode expiatório, representante do silêncio e porta-voz.

Referências bibliográficas

ABAURRE M. B. M.; FIAD, R. S.; MAYRINK-SABINSON, M. L. T. "Em busca de pistas". In: *Cenas de aquisição da escrita: o sujeito e o trabalho com o texto.* Campinas: Mercado de Letras, p. 13-36, 1997.

ANELLI, W.; XAVIER, C. "Novo enfoque de atendimento a pacientes disfônicos em instituição: grupos de orientação". In: MARCHESAN, I. Q. *et al. Tópicos em fonoaudiologia*. v. II. São Paulo: Lovise, p. 331-47, 1995.

BAKHTIN, M. *Marxismo e filosofia da linguagem*. 7. ed. São Paulo: Hucitec, 1995.

_____. *Estética da criação verbal*. 2. ed. São Paulo: Martins Fontes, 1997.

BERBERIAN, A. P. "Linguagem escrita no contexto da clínica fonoaudiológica". In: FERREIRA, L. P.; BEFI-LOPES, D. M.; LIMONGI, S. C. O. (orgs.). *Tratado de fonoaudiologia*. São Paulo: Roca, p. 846-61, 2004.

BERBERIAN, A. P. e MASSI, G. A. "Pais, filhos e letramento: ressignificação de histórias de leitura e escrita no contexto da fonoaudiologia". In: BERBERIAN, A. P.; MORI-DE ANGELIS, C. C.; MASSI, G. A. (orgs.). *Letramento: referências em saúde e educação*. São Paulo: Plexus, 2006, p. 33-65.

CAVALHEIRO, M. T. P. "Trajetória e possibilidades de atuação do fonoaudiólogo na escola". In: LAGROTA, M. G. M.; CÉSAR, C. P. H. A. R. *A fonoaudiologia nas instituições*. São Paulo: Lovise, p. 81-8, 1997.

CHUN, R. Y. S. *et al.* "Voz profissional – grupos de voz na comunidade de Piracicaba". In: FERREIRA, L. P.; COSTA, H. O. *Voz ativa – Falando sobre o profissional da voz*. São Paulo: Roca, p. 79-90, 2000.

CORREA, M. B. "Considerações sobre terapia de grupo na clínica fonoaudiológica". In: LIER DE VITTO, M. F. (org.). *Fonoaudiologia: no sentido da linguagem*. 2. ed. São Paulo: Cortez, p. 39-48, 1997.

COSTA, E. L. "Linguagem e representação de papéis: como o personagem constrói o ator". In: MARCHESAN, I. Q. *et al. Tópicos em fonoaudiologia*. v. II. São Paulo: Lovise, p. 207-12, 1995.

DAUDEN, A. T. B. C.; MORI, C. C. "Linguagem escrita: quando se escreve, como fazê-lo e para quê? – Reflexões sobre a prática fonoaudiológica". In: DAUDEN, A. T. B. C.; JUNQUEIRA, P. (orgs.). *Aspectos atuais em terapia fonoaudiológica*. São Paulo: Pancast, p. 49-59, 1997.

DAVID, R. H. F. *A fusão das cores: o sentido terapêutico na clínica fonoaudiológica de grupo*. 2000. Dissertação (Mestrado em Distúrbios da Comunicação) – Pontifícia Universidade Católica de São Paulo, São Paulo.

EHARA, M. K.; OLIVEIRA, M. M.; XAVIER, C. "Análise dos aspectos levantados por pacientes disfônicos em grupos de orientação". In: MARCHESAN, I. Q. *et al. Tópicos em fonoaudiologia*. v. II. São Paulo: Lovise, p. 349-61, 1995.

FISCMANN, J. B. "Como agem os grupos operativos". In: OSÓRIO, L.; ZIMERMAN, D. E. *Como trabalhamos com grupos*. Porto Alegre: Artes Médicas, p. 95-100, 1997.

FREIRE, M. "O que é um grupo?". In: GROSSI, E. P.; BORDIN, J. *Paixão de aprender*. Petrópolis: Vozes, p. 59-68, 1992.

FREITAS, A. P.; LACERDA, C. B. F.; PANHOCA, I. "Grupo terapêutico fonoaudiológico – ensaios preliminares". *Sociedade Brasileira de Fonoaudiologia*, São Paulo, ano 3, n. 5, p. 54-64, 1999.

FREUD, S. "Psicologia de grupo e a análise do ego". In: *Edição Standard Brasileira das Obras Psicológicas Completas de Sigmund Freud*. v. XVIII (1920-1922). 1. ed. Rio de Janeiro: Imago, p. 91-179, 1976.

GHISLANDI, L. *Condições de apropriação da escrita por parte de pais e filhos: uma análise sócio-discursiva*. 2006. Dissertação (Mestrado em Distúrbios da Comunicação) – Universidade Tuiuti do Paraná, Curitiba, Paraná.

GOMES, E. M. G. P.; REMENCIUS, N. R. "Fonoaudiologia na Unidade Básica de Saúde". In: LAGROTA, M. G. M.; CÉSAR, C. P. H. A. R. *A fonoaudiologia nas instituições*. São Paulo: Lovise, p. 81-8, 1997.

KAËS, R. *O grupo e o sujeito do grupo: elementos para uma teoria psicanalítica do grupo*. São Paulo: Casa do Psicólogo, 1997.

LORES, C. *Grupo de crianças e de familiares: uma perspectiva de atuação fonoaudiológica em Unidade Básica de Saúde*. 2000. Dissertação (Mestrado em Distúrbios da Comunicação) – Pontifícia Universidade Católica de São Paulo, São Paulo.

MASSI, G. A. *A outra face da dislexia*. 2004. Tese (Doutorado em Letras) – Setor de Ciências Humanas, Letras e Artes, Universidade Federal do Paraná, Curitiba, Paraná.

MASSI, G. A.; BERBERIAN, A. P. "A clínica fonoaudiológica voltada aos chamados distúrbios de leitura e escrita: uma abordagem constitutiva da linguagem". *Sociedade Brasileira de Fonoaudiologia*, São Paulo, v. 10, n. 1, p. 43-52, jan./mar. 2005.

MENDES, B. C. A.; NOVAES, B. C. A. C. "Oficina de leitura com adolescentes surdos: uma proposta fonoaudiológica". In: BERBERIAN, A. P.; MASSI, G. A.; GUARINELLO, A. C. (orgs.). *Linguagem escrita: referenciais para a clínica fonoaudiológica*. São Paulo: Plexus, p. 125-59, 2003.

MORI-DE ANGELIS, C. C.; DAUDEN, A. T. B. C. "Leitura e escrita: uma questão para fonoaudiólogos?". In: DAUDEN, A. T. B. C.; MORI-DE ANGELIS, C. C. *Linguagem escrita: tendências e reflexões sobre o trabalho fonoaudiológico*. São Paulo: Pancast, p. 36-63, 2004.

NETO, A. C. D.; CAMPIOTTO, A. R. "Atendimento em grupo a pacientes portadores de fissura labiopalatina". In: MARCHESAN, I. Q.; ZORZI, J. L.; GOMES, I. C. D. *Tópicos em fonoaudiologia*. v. III. São Paulo: Lovise, p. 585-602, 1996.

PANHOCA, I. "O grupo terapêutico-fonoaudiológico e a literatura infantil – constituindo um saber". *Distúrbios da Comunicação*, São Paulo, v. 11, n. 1, p. 29-57, dez. 1999.

_____. "O grupo terapêutico-fonoaudiológico e sua articulação com a perspectiva histórico-cultural". In: LACERDA, C. B. F.; PANHOCA, I. *Tempo de fonoaudiologia III*. Taubaté: Cabral, p. 15-24, 2002.

_____. "Grupo terapêutico-fonoaudiológico: refletindo sobre esse novo fazer". In: FERREIRA, L. P.; BEFI-LOPES, D. M.; LIMONGI, S. C. O. (orgs.). *Tratado de fonoaudiologia*. São Paulo: Roca, p. 1054-8, 2004.

PANHOCA, I.; PENTEADO, R. Z. "Grupo terapêutico-fonoaudiológico: a construção (conjunta) da linguagem e da subjetividade". *Pró-fono Revista de Atualização Científica*, Barueri, v. 15, n. 3, p. 259-266, set./dez. 2003.

PANHOCA, I. *et al.* "O grupo terapêutico-fonoaudiológico e o processo de construção da identidade e da subjetividade". *Fono Atual*, São Paulo, v. 31, n. 8, p. 53-9, 2005.

PASSOS, M. C. "Fonoaudiologia e psicanálise: um encontro possível". *Distúrbios da Comunicação*, São Paulo, v. 7, n. 2, p. 173-9, 1995.

PENTEADO, R. Z. *A linguagem no grupo fonoaudiológico – potencial latente para a promoção da saúde*. 2000. Dissertação (Mestrado) – Faculdade de Saúde Pública, USP, São Paulo.

_____. "Grupo ou agrupamento? Estudo da constituição de um grupo em fonoaudiologia". In: MARCHESAN, I. Q.; ZORZI, J. L. (orgs.). *Tópicos em fonoaudiologia*. 2002/2003. São Paulo: Revinter, p. 33-59, 2003.

PENTEADO, R. Z.; SEABRA, M. N. "O contexto familiar numa abordagem integrativa da fonoaudiologia e terapia ocupacional em saúde da criança". In: MARCHESAN, I. Q.; ZORZI, J. L.; GOMES, I. C. D. *Tópicos em fonoaudiologia*. v. IV São Paulo: Lovise, p. 587-96, 1998.

PERROTA, C.; MASINI, L.; MARTZ, M. L. W. "O trabalho terapêutico fonoaudiológico com a linguagem escrita: considerações sobre a visitação a gêneros discursivos". *Distúrbios da Comunicação*, São Paulo, v. 16, n. 2, p. 181-93, 2004.

PICHON-RIVIÈRE, H. *O processo grupal*. 39. ed. São Paulo: Martins Fontes, 1988.

SANTOS, V. R. *Fonoaudiologia e grupo: construção de um processo terapêutico.* 1993. Dissertação (Mestrado em Distúrbios da Comunicação) – Pontifícia Universidade Católica de São Paulo, São Paulo.

SIMÃO, A. L. F.; CHUN, R. Y. C. "Ação fonoaudiológica em uma Unidade Básica de Saúde". In: MARCHESAN, I. Q. *et al. Tópicos em fonoaudiologia.* v. II. São Paulo: Lovise, p. 415-20, 1995.

YOZO, R. Y. K. *100 jogos para grupos – uma abordagem psicodramática para empresas, escolas e clínicas.* São Paulo: Ágora, 1996.

ZIMERMAN, D. E. "Fundamentos teóricos". In: OSÓRIO, L.; ZIMERMAN, D. E. *Como trabalhamos com grupos.* Porto Alegre: Artes Médicas, p. 23-31, 1997.

4. O trabalho em grupo e a atuação fonoaudiológica com a linguagem escrita em escolas[1]

Claudia Regina Mosca Giroto
Sadao Omote

Este capítulo compreende a discussão relativa à atuação fonoaudiológica em escolas, baseada no trabalho em grupo com professores das séries iniciais do ensino fundamental. É determinada pela reflexão sobre os paradigmas teórico-metodológicos que subsidiam tal atuação no que se refere à valorização: dos aspectos sócio-históricos que perpassam as concepções de linguagem, de sujeito, de aprendizagem e de saúde; da despatologização da aprendizagem; e da relação de parceria entre o professor e o fonoaudiólogo, na busca pela compreensão e possibilidades de atuação conjunta que favoreçam o processo de apropriação da escrita, por crianças em fase inicial de escolarização formal.

Tal proposta procura favorecer as possibilidades de compreensão e de atuação, de modo geral, com a linguagem escrita e, em particular, com os aspectos notacionais, aqui compreendidos como os aspectos que caracterizam, formalmente, a representação gráfica da linguagem. A não-patologização dos aspectos, quando divergentes das convenções ortográficas, representa, em nosso entendimento, uma ruptura com o modelo que tradicionalmente o fonoaudiólogo utiliza no contexto escolar.

Esse profissional, ao empreender suas ações em escolas, ainda tem priorizado aquelas voltadas à detecção de alterações da comunicação e à realização de encaminhamentos, subsidiadas pelas dicotomias normal–patológico e saúde–doença. Isso confere a essas ações um caráter patologizador-curativo que contribui para a patologização de aspectos inerentes ao processo de apropriação da linguagem em suas diferentes modalidades. Semelhantemente, tal caráter também determina a construção de sua relação com o professor marcada pelo foco na doença e no indivíduo, a ponto de favorecer a adoção, por parte do fonoaudiólogo, de um modelo de atuação com a linguagem escrita alheio à interferência dos aspectos sócio-históricos.

Obviamente, não pretendemos generalizar a adoção desse modo de atuação a todos os profissionais que atuam em escolas, mas destacamos que a hegemonia desse modelo continua a determinar a manutenção de práticas prescritivas direcionadas aos "distúrbios", muito mais do que à reflexão a seu respeito, principalmente no que se refere aos distúrbios de aprendizagem e de leitura e escrita.

A subordinação do professor e do fonoaudiólogo a esse modelo de atuação vem repercutindo na reprodução, por esses profissionais, de ações decorrentes de um processo em que a escola é compreendida como um local propício para a identificação precoce de problemas. Por agregar grande número de crianças, configura-se, ainda, como um espaço para o exercício de procedimentos clínicos e para a propagação de informações sobre um modelo de saúde também compreendido, acriticamente, à margem dos aspectos sociopolítico e ideológicos, econômicos e culturais.

Sob essa subordinação e alienação, esses profissionais têm se enclausurado no reprodutivismo de ações pautadas por uma concepção reducionista a respeito da linguagem, do sujeito, da aprendizagem e da saúde e, conseqüentemente, do processo de apropriação da linguagem escrita.

Tal reducionismo perpetua uma concepção de linguagem determinada por sua compreensão como externa ao sujeito, ao destituí-la de seu papel constitutivo desse sujeito e ao deixar de considerá-la como resultado de práticas sociais – portanto, de natureza dialógica e ideológica. A compreensão da linguagem como algo externo ao sujeito ancora-se, principalmente, na concepção de língua como sistema de representação universal, o que contribui para que os aspectos notacionais da linguagem sejam supervalorizados, em detrimento dos determinantes sócio-históricos que perpassam sua apropriação.

Em razão dessa compreensão, o sujeito não tem sido interpretado como constituído na e pela linguagem, mas como alguém que não participa de tal constituição. Não se consideram suas singularidades, e sim o caráter universal estendido ao modo de apropriação da linguagem, seja da modalidade oral, seja da escrita.

A saúde, por sua vez, vem sendo concebida com base no caráter biológico, tecnicista e assistencialista. Nessa perspectiva, o foco de atenção recai sobre a doença, em detrimento de uma concepção mais ampla, na qual a saúde pode ser interpretada como um processo dinâmico e coletivo e, tal como a linguagem, também determinada pelos aspectos sócio-históricos.

De modo semelhante, a aprendizagem costuma ser interpretada à luz dessa visão biologizada e de um modelo pedagógico baseado no reprodutivismo de ações homogeneizadoras, marcadas por esse caráter universal, que desconsidera a forma singular com que cada indivíduo se relaciona com a linguagem escrita.

O reducionismo no trato dessas questões favorece a manutenção de uma prática reprodutivista na escola, fundamentada na legitimação, por parte do fonoaudiólogo, de diagnósticos equivocadamente formulados pelo professor a respeito daqueles alunos cujas singularidades, presentes em sua relação com a escrita, fogem à compreensão dos dois profissionais. Em tal prática, a promoção da saúde e de condições apropriadas à linguagem e à aprendizagem ainda é confundida com detecção de problemas circunscritos aos aspectos biológico-individuais.

Tal reprodutivismo acrítico tem distanciado esses profissionais da necessidade de compreenderem a natureza das "dificuldades" apresentadas pela criança em início do processo formal de escolarização. Assim como tem permitido que a patologização de aspectos inerentes ao processo de apropriação da escrita ganhe vulto, tornando freqüente a compreensão dessas singularidades como manifestações patológicas de distúrbios de aprendizagem ou de leitura e escrita.

Felizmente, no decorrer dos últimos anos, esse modelo de atuação fonoaudiológica em escolas vem cedendo espaço à incorporação de novos paradigmas teórico-metodológicos, que prevêem o resgate do papel do professor, na promoção da aprendizagem de seus alunos, e do papel do fonoaudiólogo, por sua participação no plano de ação da escola. Isso incentiva o professor a retomar seu lugar de direito na resolução das chamadas dificuldades escolares e a recuperar a auto-estima, deixando de se considerar inapto para a busca de tal resolução. Do mesmo modo, possibilita ao fonoaudiólogo uma reflexão mais aprofundada sobre a realidade educacional.

Sob tais paradigmas, interpretações que valorizam os aspectos sócio-históricos e culturais como determinantes para a compreensão da linguagem, do sujeito, da aprendizagem e da saúde têm sido utilizadas pelo fonoaudiólogo – não só no contexto escolar, como também no clínico – com o intuito de compreender as singularidades presentes no modo como a criança se relaciona com a linguagem escrita, e de propor possibilidades de atuação que favoreçam uma relação positiva com essa modalidade de linguagem.

Alguns pressupostos teóricos têm conduzido essas interpretações, tais como os que encontramos nas obras de Vygotsky (1984), que apresenta a compreensão da linguagem constituída na inter-relação com o outro, dentro de um contexto sócio-histórico, e do sujeito inserido em sua cultura. Já Bakhtin (1986), defende idéias relativas à enunciação e ao dialogismo, de acordo com as quais a linguagem é compreendida como prática social. E Pêcheux (1990) apresenta, entre outros pressupostos importantes, a idéia de multiplicidade de sentidos, com possibilidades de ressignificação, determinados por um movimento discursivo em que sentido e sujeito constituem-se mutuamente, não são transparentes nem se encontram previamente prontos.

A valorização desses pressupostos permite a interpretação da linguagem como prática discursiva, instaurada mediante processos dialógicos inter e intradiscursivos, perpassados pelas condições de uso nos contextos sócio-históricos e ideológicos nos quais se constituem. Portanto, a linguagem é assumida como resultado de práticas sociais, como constitutiva do sujeito inserido nelas.

Também é essa concepção que tem determinado a interpretação da linguagem escrita como parte de um processo mais geral de apropriação da linguagem, constituído por "momentos discursivos" sucessivos, instaurados por meio de interlocução e de interação (Smolka, 2000).

De modo semelhante, a compreensão da aprendizagem também vem sendo relacionada a tais práticas. A opção pela utilização da expressão *letramento*, que abrange os aspectos sócio-históricos da apropriação da escrita e, portanto, refere-se a algo que vai além da alfabetização, implica considerar o valor da escrita nas práticas sociais que envolvem a própria escrita. A expressão, inicialmente utilizada no Brasil por Kato (1986), popularizou-se, conforme apontam Kleiman e Soares (2000), justamente em função da valorização desses aspectos.

Em decorrência dessa valorização, a saúde tem sido interpretada como um processo dinâmico, resultante dessas práticas. As questões sociais, antes compreendidas de forma restrita, por freqüentemente se referirem à adoção de medidas preventivas, voltadas a grupos populacionais específicos considerados de risco para a instalação de certas doenças, passaram a ser entendidas como determinantes para uma melhor qualidade de vida e para a participação do sujeito nesse processo (Sucupira e Mendes, 2003).

Com base nessa interpretação, a escola, anteriormente considerada um local propício para a detecção de doenças, é compreendida como um espaço favorecedor da apropriação da linguagem, determinada pelas relações sociais que nela se instauram. Essa "nova" perspectiva sob a qual a escola tem sido entendida alicerça a despatologização da aprendizagem.

A despatologização da aprendizagem, no contexto da discussão até aqui empreendida, é por nós interpretada como a desconstrução do modelo tradicionalmente adotado em escolas pela fonoaudiologia, que atribui causas orgânicas a aspectos inerentes ao processo de apropriação da linguagem escrita. Tal modelo de atuação reforça a exclusão social e educacional dos que não atendem às expectativas de seus professores e da escola, entre estes os indivíduos que presumidamente apresentam distúrbios de aprendizagem ou de leitura e escrita. Oficializa ainda os rótulos impostos pelo professor a esses indivíduos, corroborando - ao compartilhar com o professor a dificuldade em lidar com as diferenças - com a "institucionalização invisível" desses indivíduos, aprisionados em uma situação na qual, de acordo com Moysés (2001), são mantidos no espaço físico da sala de aula sem participar, efetivamente, do processo de ensino-aprendizagem. Além de contribuir para que tais indivíduos incorporem o estereótipo da incapacidade, distanciando-os, ainda mais, de uma relação positiva com a linguagem escrita e da compreensão acerca da função desta.

Tal despatologização pauta-se, sobretudo, pela valorização e promoção do processo de ensino-aprendizagem como forma de contribuição para a edificação de uma escola mais acolhedora da diversidade de alunos, na qual terão acesso a uma educação, de fato, inclusiva. Essa educação inclusiva é por nós compreendida como a que deve atingir amplamente a população escolar, e não apenas a população especial, historicamente excluída da escola. Nessa perspectiva, defendemos que sejam oferecidas garantias de acesso de todos os alunos às condições de aprendizagem que atendam às peculiaridades de cada um durante o processo de escolarização.

Não podemos apoiar o modelo de atuação fonoaudiológica no qual possíveis dificuldades escolares (que na maioria dos casos caracterizam, na verdade, as singularidades às quais nos referimos) com as quais o aprendiz poderá deparar-se, ao se apropriar da linguagem escrita, ficam circunscritas unicamente aos aspectos biológico-individuais.

Propor a atuação fonoaudiológica em escolas sob a perspectiva da despatologização da aprendizagem não implica a defesa pela pedagogização de eventuais problemas de natureza orgânica, nem a compreensão de que cabe ao professor, unicamente, a responsabilidade pela resolução dos problemas.

Ao criticarmos as práticas de tratar como patologias os aspectos individuais que integram o processo de apropriação da linguagem, por parte de crianças que apresentam diferenças individuais, também reconhecemos as eventuais particularidades expressivas do indivíduo que levam às dificuldades na apropriação da linguagem. Portanto, não tratamos de maneira indiscriminada toda e qualquer dificuldade como problema psicossocial ou sócio-histórico, presumindo que a respectiva solução está exclusivamente em procedimentos educacionais – o que seria tão prejudicial quanto a busca de causalidade biológica em qualquer manifestação das variações individuais e a conseqüente prescrição de procedimentos terapêuticos que levam ao abandono de intervenções socioeducacionais.

O professor, que acompanha de perto o processo de apropriação formal da linguagem escrita pela criança, assim como o fonoaudiólogo, precisa compreender as variações biopsicossociais passíveis de se apresentar no decorrer desse processo que a criança vive coletivamente na escola e em sala de aula. Sob essa compreensão, a parceria entre o professor e o fonoaudiólogo pode favorecer uma abordagem coerente com os princípios da educação inclusiva.

Essas considerações ressaltam a necessidade de repensarmos os papéis do professor e do fonoaudiólogo quanto à compreensão da natureza das dificuldades escolares que a criança enfrenta e da necessidade da reinterpretação desses papéis. Tais profissionais, há tanto tempo enclausurados no modelo reducionista, precisam se conscientizar sobre o impacto de suas ações-intervenções no processo de escolarização de todas as crianças, de modo geral, e, em particular, das que apresentam modos particulares de se apropriar da linguagem escrita, freqüentemente interpretados como características de distúrbios de aprendizagem ou de leitura e escrita.

Com base na concepção de linguagem como resultado de práticas sociais e, portanto, de natureza social, interativa e constitutiva do sujeito, consideramos de fundamental importância a mudança de conduta do professor e do fonoaudiólogo no que se refere à forma como se relacionam no contexto escolar.

Ao professor, lançamos o desafio de que não mais se contente com o papel de mero espectador, que se acomoda diante da imposição e da legitimação de rótulos, conseqüentes de sua própria dificuldade em compreender as singularidades presentes no processo de apropriação da escrita, mas que resgate o espaço pedagógico como meio propício para a promoção da aprendizagem. Ao fonoaudiólogo, desejamos que deixe de se ver como alguém que "ensina" o professor, baseado em uma relação unilateral, para se constituir como sujeito-aprendiz de um relacionamento que exige troca e que implica a co-autoria de ações resultantes da integração de ambos profissionais.

A opção pelo trabalho em grupo

Exatamente por acreditarmos que tal parceria pode ser concretizada como resultado de interação e interlocução entre dois profissionais, ao permitir que cada um se constitua em interlocutor do outro e de si próprio, buscamos a atuação em grupo como possibilidade efetiva para que tal interação e interlocução ocorram.

A atuação fonoaudiológica em escolas não mais deve priorizar a adoção de medidas individuais e patologizadoras, e sim voltar-se à participação daquele a quem é atribuída a responsabilidade pela condução do processo de apropriação da escrita durante a escolarização formal: o professor. Implica, então, a reflexão sobre a metodologia de trabalho utilizada pela fonoaudiologia no espaço escolar.

Tradicionalmente têm sido desenvolvidos, além das ações relativas às triagens e aos encaminhamentos, programas informativos (palestras, minicursos, oficinas) norteados pela premissa de que o fonoaudiólogo, como detentor de conhecimentos a respeito da linguagem, deve transmiti-los ao professor sob a justificativa de identificar precocemente eventuais problemas que, *a posteriori*, estarão sob o controle do fonoaudiólogo, no contexto clínico, externo à escola.

No que se refere à linguagem escrita, o fonoaudiólogo acaba por assumir a atitude "ingênua" de que a sua atuação pode resolver, por si só, o fracasso escolar dos indivíduos mais precocemente identificados como os que apresentam "distúrbios", principalmente em razão da supervalorização dos aspectos notacionais da linguagem.

Tais programas nem sempre levam em conta: a realidade educacional; o perfil da escola; o método de alfabetização empregado; as concepções dos professores a respeito da linguagem, do sujeito, da aprendizagem e da saúde; a prática pedagógica cotidiana, entre outros aspectos. Freqüentemente, o conteúdo trabalhado com os professores é determinado apenas pelo fonoaudiólogo, que decide o que será ou não relevante para o professor, com base em sua percepção e experiência individuais. Há poucas possibilidades, nesses programas, para que, de fato, instaurem-se relações de interlocução, que permitam a integração entre esses profissionais, cujo resultado seja a reflexão mútua e a atuação conjunta.

Sobre essa integração, Smeke e Oliveira (2001, p. 134) apontam a necessidade de sair do discurso "consciente que ensina o outro ignorante", para "[...] mergulhar-se nele, molhar-se desse fazer e, imprescindível, compartilhar reflexões, reconstruindo a própria prática educativa, dialogada com referencial(is) teórico(s) que pressupõe(m) a complexidade do objeto".

A abordagem constitutiva de linguagem exige, portanto, que a atuação fonoaudiológica em escolas resgate a motivação para o trabalho coletivo, a fim de torná-lo reflexo da construção de novas relações de trabalho (entenda-se a adoção de práticas menos alienadas e despatologizadoras), decorrentes da valorização da prática cotidiana, em substituição de procedimentos rígidos e restritos freqüentemente utilizados.

Sob essa perspectiva, o grupo de discussão pode se constituir em importante espaço para a construção de uma relação diferenciada, entre o professor e o fonoaudiólogo, que fuja do modelo tradicional. Assim, o grupo assume o *status* de um lugar onde são evidenciados, além da história particular de cada membro que o constitui, sentimentos como frustação, angústia, medo, desejos e tensões que permitirão ao processo interativo ser deflagrado e conduzido, de acordo com a saliência que tais sentimentos assumem.

Conforme destaca Panhoca (2004, p. 1055):

> [...] o processo de construção de relações e interações que configuram a história de um grupo, sempre singular, repercute na história particular e na construção não só da linguagem, mas também – por meio dela – na constituição da própria identidade de cada membro desse grupo [...] em que as interações sociolingüísticas relacionam-se com os posicionamentos e papéis sociais assumidos e desempenhados nos mais diversos agrupamentos sociais em que o sujeito se insere.

Segundo tal perspectiva, compreendemos o grupo como um espaço que não implica, simplesmente, a junção das singularidades de cada membro participante, mas como um lugar que resulta da dinâmica das interações instauradas, influenciadas pelas referências individuais que configuram o contexto pessoal e social de cada um. É esse movimento dinâmico e interativo que permite o resgate dos sentidos presentes nas representações e construções que o trabalho em grupo evidencia.

A reinterpretação sobre o significado atribuído ao erro

Também consideramos oportuno justificar que nossa opção por enfatizar a atuação voltada à linguagem escrita, particularmente aos aspectos notacionais, deu-se pelo fato de essa questão ter se configurado como a "porta de entrada" para o desenvolvimento de um trabalho anteriormente realizado com professores das séries iniciais do ensino fundamental (Giroto, 2006). Foi a preocupação desses professores com tais aspectos, nessa oportunidade, que tornou saliente a necessidade da discussão aqui empreendida, a respeito dos paradigmas teórico-metodológicos que evidenciam o modo como o fonoaudiólogo vem atuando com a linguagem escrita no contexto escolar.

Essa preocupação foi determinada mais pela expectativa inicial, por parte desses professores, de que apresentássemos um programa de estratégias para o treino corretivo e a apropriação das convenções ortográficas do que pela possibilidade de reflexão sobre as ocorrências divergentes de tais convenções e sobre o trabalho em parceria – fato que destacou tanto a compreensão equivocada dos professores sobre a atuação fonoaudiológica em escolas, calcada em práticas curativas, quanto a compreensão reducionista a respeito da linguagem escrita.

Apesar de anteriormente nos referirmos a um estudo, em particular, tal compreensão tem sido evidenciada pela realização de outros estudos com professores em escolas (Giroto e Omote, 1999; Giroto *et al.*, 1999). Isso nos remete, nesse momento, a uma reflexão a respeito do significado atribuído ao erro, no que concerne à linguagem escrita, tanto pelo professor quanto pelo fonoaudiólogo.

A necessidade de promoção da aquisição de conhecimentos relativos ao uso adequado das convenções ortográficas é por nós reconhecida, inclusive como possibilidade de inclusão escolar. No entanto, o trabalho direcionado à apropriação desses conhecimentos requer, por parte do professor, e também do fonoaudiólogo, a revisão a respeito do que consideram erro.

Obviamente, não descartamos a importância do conhecimento sobre a ortografia oficial, nem pretendemos fazer apologia ao erro, combatendo a compreensão equivocada de que os aspectos notacionais divergentes das convenções ortográficas representam manifestações patológicas de distúrbios da aprendizagem ou da leitura e escrita. Porém, a supervalorização de tais aspectos, quando interpretados como características dos distúrbios, supõe um comprometimento mais grave que, mesmo circunscrito à escrita como um momento particular do processo geral de apropriação da linguagem, acaba por determinar o desempenho do aluno nas séries iniciais e subseqüentes, afetando sua futura vida escolar.

A excessiva preocupação com os erros, relativos aos aspectos notacionais divergentes das convenções ortográficas, tem se mantido, ao longo do tempo, pelo fato de o domínio das convenções ser interpretado como prova do domínio da escrita, como afirma Possenti, ao apresentar a idéia de que o erro pode ser interpretado como sintoma da dificuldade que não ultrapassa o domínio da variação lingüística e da prática da escrita:

> Nessa linha de valorização social de certos índices, a ortografia funciona como um distintivo: quem a conhece passa por sabido, quem não a conhece, por incapaz (não apenas ignorante, mas incapaz). Por isso, nas escolas, insiste-se tanto na ortografia. Parece que pouco importa que se leia ou se escreva relativamente pouco. O importante é que um aluno não tenha problemas ortográficos [...] não quero subestimar o saber dos profissionais que se dedicam a diagnosticar e a tratar de pessoas acometidas de distúrbios de fala e/ ou da escrita, mas apenas deixar claro que um conhecimento básico dos fatores que regem algumas das manifestações de uma língua, com

reflexo na escrita, explicam a maior parte desses "desvios". Para ir direto ao ponto, diria que, em princípio, nunca há problema – exceto escolar e social, isto é, de prática, de pedagogia e de permanência na escola – no que se refere a: a) letras que faltam; b) letras que sobram; c) letras trocadas; d) palavras que se separam e que se juntam; e) acentos demais ou de menos; f) falta de pontuação; g) excesso de pontuação; h) letras invertidas, em espelho etc. (2002, p. 27)

Nessa mesma direção, Abaurre, Fiad e Mayrink-Sabinson (2001) compreendem as ocorrências divergentes das convenções ortográficas não como erros, e sim como sintomas das soluções particulares que a criança propõe para o domínio do sistema de escrita.

São essas soluções particulares que traduzem a capacidade de reflexão da criança sobre a escrita, presente nas constantes reelaborações que marcam seu caráter de provisoriedade, justamente em função das diferenças que cada sujeito vivencia, quanto à aprendizagem da escrita, determinadas pela história particular de cada um em sua relação com a linguagem (Abaurre, 2001).

Ocorre que, para essa reflexão empreendida pela criança, antes mesmo de entender o princípio alfabético da escrita, ela utiliza critérios nem sempre compreendidos pelo adulto, o que acaba por caracterizar como erros as marcas de elaboração e de reelaboração presentes em suas produções gráficas (Mayrink-Sabinson, 2001).

Assim, compreender essas marcas, presentes na escrita da criança, como manifestações patológicas reduz as possibilidades de que ela possa avançar no domínio da linguagem escrita, além de afastá-la de oportunidades que levem-na a se considerar sujeito-autor de seu processo de apropriação dessa modalidade de linguagem.

Por outro lado, ao mesmo tempo que tais marcas são interpretadas e tratadas como expressão do processo normal de apropriação da linguagem escrita por parte de crianças que apresentam amplas variações no modo de compreender os aspectos notacionais, entre outros, elas devem ser conduzidas à compreensão e apropriação dos padrões reconhecidos como oficiais. O domínio dos padrões considerados adequados também é uma condição importante para favorecer seu acesso a diferentes meios relevantes da vida coletiva. Não se trata, então, de negarmos a necessidade de ensino de conhecimentos relativos à apropriação das convenções ortográficas, mas de evidenciarmos a crítica ao modo como tal ensino é conduzido.

Sem dúvida, o professor, mais do que qualquer outro profissional que atua com a linguagem escrita, deve levar a criança a se apropriar das convenções ortográficas e mediar essa apropriação, pois é na escola que ocorre o processo formal de escolarização. Contudo, ao supervalorizar tais aspectos, o professor recorre freqüentemente ao emprego de estratégias vinculadas à memorização auditiva e visual e à correspondência grafofonológica, a despeito da ênfase que lhe cabe dar às possibilidades de compreensão dos contextos de usos em que essas convenções devem ser empregadas.

Vale lembrar que tanto o professor quanto o fonoaudiólogo têm utilizado estratégias muito semelhantes na atuação com os aspectos notacionais divergentes das convenções ortográficas, com base em atividades semelhantes àquelas propostas pelas tradicionais cartilhas de alfabetização, que destacam a supervalorização desses aspectos (Jardini, 2004).

Como bem enfatizam os Parâmetros Curriculares Nacionais (PCNs) (Brasil, 1997, p. 29), levar em conta esses aspectos não implica desconsiderá-los, pois a "[...] correção é bem-vinda, sempre que informativa. O problema é que, para decidir quando e qual correção é informativa, deve-se poder interpretar o erro – o que exige conhecimento nem sempre disponível".

Essa falta de conhecimentos, do professor e também do fonoaudiólogo, reduz as possibilidades de a criança se relacionar, na escola, de modo mais positivo e significativo com a linguagem escrita e de compreender que essa modalidade de linguagem não é meramente um instrumento de comunicação, mas uma importante condição que permite sua constituição como sujeito autônomo, participante e transformador da vida coletiva.

Assim, a escola, compreendida como um ambiente saudável e favorecedor de práticas coletivas que garantam a apropriação e produção de conhecimentos, subsidiada pela problematização das singularidades, apresenta-se como um local onde, preferencialmente, essa reinterpretação a respeito do significado atribuído ao erro pode ser realizada. Isso pode ocorrer com o aprofundamento da compreensão, por parte desses profissionais, de conhecimentos lingüísticos e educacionais que permitam a proposição de ações que evitem a atribuição equivocada de rótulos e estereótipos negativos às crianças em processo de apropriação da linguagem escrita.

O trabalho em grupo desenvolvido com os professores

Conforme destacamos anteriormente, a expectativa inicial dos professores com os quais trabalhamos, ao longo dos estudos que temos realizado nos últimos anos, freqüentemente foi a de que fossem utilizados os procedimentos tradicionalmente empregados pela fonoaudiologia em escolas: a triagem e o encaminhamento para o atendimento clínico dos alunos previamente identificados, por esses professores, como os que apresentavam alterações relativas à linguagem escrita. Os estudos também revelaram que os professores invariavelmente relacionavam tais dificuldades aos distúrbios de aprendizagem e/ou de leitura e escrita.

Apesar de não vislumbrarmos esses procedimentos como uma prioridade da atuação do fonoaudiólogo em escolas, consideramos importante esclarecer inicialmente que não somos contrários à realização de observação e de encaminhamentos – no contexto escolar, para posterior acompanhamento mais sistematizado – das crianças às quais os professores atribuíram rótulos negativos ao modo como se apropriam da linguagem escrita. No entanto, as práticas de observação e encaminhamento a que nos referimos assumem, em nosso entendimento, sentido bem diferente do atribuído à triagem convencional e ao encaminhamento para atendimento clínico das crianças.

Tal sentido configura a observação como um momento em que, ao ser evidenciado o modo como a criança se relaciona com a linguagem escrita, é possível encontrar elementos que caracterizem: as condições que determinam as produções gráficas elaboradas por essa criança; o modo como se relaciona com seu professor e a maneira como este favorece a atribuição de sentidos àquilo que ela escreveu; os aspectos motivacionais presentes em sua relação com a linguagem escrita; a incorporação ou não do sentimento de incapacidade diante das possibilidades de uso dessa modalidade de linguagem, entre outros.

Sob esse sentido, propomos a observação em sala de aula preferencialmente de atividades de produção de textos espontâneos, por meio dos quais a criança tenha plena liberdade para exercer interpretações pessoais. Como Abaurre (2001), acreditamos que essas interpretações buscadas pela criança para a própria escrita estão sujeitas a soluções locais que necessariamente não vão se sistematizar, tornando o texto uma possibilidade para que a criança explicite melhor os critérios utilizados na busca por tais soluções. Assim, consideramos que a produção do texto espontâneo no ambiente de sala de aula caracteriza melhor o modo como a criança se relaciona com a escrita, com base em relações de ensino evidenciadas nesse ambiente.

Refutamos, portanto, o uso da observação tal qual é proposta no procedimento de triagem, apoiada no uso indiscriminado e acrítico de protocolos elaborados à luz de uma perspectiva reducionista de linguagem escrita e de estratégias que pouco revelam sobre os elementos elencados anteriormente. Essas estratégias geralmente se reduzem a tarefas de cópia e ditado de palavras, visto que sob tal perspectiva interessa a obtenção de informações relativas aos aspectos perceptuais e principalmente à correspondência grafo-fonológica.

Quanto à realização de encaminhamentos, consideramos o procedimento uma oportunidade de retirar o foco que recai sobre a criança e as ações individuais, ao defender que essa criança deve ser encaminhada preferencialmente a seu próprio professor, a fim de que este tenha a oportunidade de rever sua compreensão sobre a forma como interpreta as ocorrências que considera manifestações dos "distúrbios" tradicionalmente envolvidos na linguagem escrita.

Do mesmo modo, compreendemos que o encaminhamento da criança que apresenta esses "distúrbios" para o atendimento clínico pressupõe a idéia de que não haja nada mais a ser feito pelo professor no contexto escolar. Isso também cristaliza, no professor, a sensação da própria desqualificação em lidar com as eventuais dificuldades apresentadas pela criança, reforçando a incapacidade desta.

Obviamente, não descartamos a necessidade de encaminhamento para atendimentos específicos quando suspeitamos que a criança possa apresentar comprometimentos cuja avaliação e resolução não competem ao professor, a exemplo da necessidade de diagnóstico diante da suspeita de que a criança tenha perda auditiva. Porém, a reinterpretação desses procedimentos, da maneira que propomos, é por nós compreendida como forma de descaracterização do modelo reducionista empregado pelo fonoaudiólogo em escolas e ao qual ele se encontra subordinado, cujo foco recai sobre a doença e as ações rápidas e superficiais que pouco retratam a complexidade da situação vivida pelas crianças rotuladas como detentoras de distúrbios de aprendizagem ou de leitura e escrita. Isso implica apresentar, ao professor, uma opção de atuação fonoaudiológica em escolas à qual ele não está habituado, ou mesmo à qual ele será resistente, ao se dar conta de que a presença do fonoaudiólogo na escola não determinará a legitimação dos rótulos atribuídos à criança considerada "problema".

Por entendermos que tal descaracterização só ocorre de forma processual, na medida em que exige o abandono de práticas há muito tempo utilizadas, priorizamos as ações coletivas realizadas com o professor no próprio contexto escolar, com base na formação do grupo de discussão.

É importante, desse modo, que se trace um perfil inicial do grupo, a fim de que as expectativas dos professores sejam consideradas. Esse perfil pode emergir, por exemplo, de uma discussão livre entre os membros que o constituem – assim denominada por não implicar a utilização de roteiros elaborados apenas sob a perspectiva do fonoaudiólogo. No que diz respeito à linguagem escrita, essa discussão pode envolver assuntos como a maneira de compreender essa modalidade de linguagem e os variados aspectos que a compõem, entre eles: os notacionais e os discursivos, que caracterizam a linguagem em uso; o modo como tais aspectos se relacionam às dificuldades identificadas nos alunos; a importância que se atribui às condições de produção da linguagem escrita; experiências anteriores com a atuação fonoaudiológica nos contextos escolar e/ou clínico; a maneira como é compreendida a parceria entre o professor e o fonoaudiólogo na busca pela promoção da aprendizagem da linguagem escrita; a contribuição de outros profissionais ao trabalho que se realiza.

Tais questões são referidas apenas como exemplos ilustrativos de assuntos capazes de mobilizar o grupo para a discussão sobre a linguagem escrita. Certamente, outros podem emergir nessa discussão e determinar o funcionamento do grupo.

Conforme já discutimos, o trabalho grupal prevê um movimento interativo e dinâmico, pois um aspecto considerado mais saliente em determinada ocasião pode não assumir a mesma importância em outros momentos, do mesmo modo que um assunto aparentemente superado pode vir a provocar novos conflitos e dúvidas.

Esse perfil inicial, que tende a se modificar ao longo do trabalho em grupo, pode favorecer as decisões e ações conjuntas que determinarão a dinâmica de seu funcionamento. O fato de as expectativas iniciais dos professores serem consideradas e discutidas pode contribuir para que se instaure a confiança mútua entre as partes integrantes do grupo – afinal, espera-se que tanto o professor quanto o fonoaudiólogo assumam efetivamente o papel de interlocutores um do outro e de si próprios. Isso implica a possibilidade de reinterpretarem, tanto quanto possível, as concepções e ações direcionadas ao trabalho com a linguagem escrita.

Acreditamos, tal como Nemirovsky (2002), que, ao valorizarmos o interesse e o entusiasmo por algo em particular, promovemos a prevalência dessa atitude também entre os membros do grupo. Isso parece favorecer tanto a formação quanto a manutenção do grupo como forma de garantia da interação entre seus membros e do interesse comum pela reflexão a respeito da temática eleita como foco de discussão.

No que concerne à linguagem escrita, é justamente o engajamento dos membros do grupo que permitirá a desmistificação de algumas idéias às quais eles se encontram submetidos; a exemplo da idéia de que o professor é desqualificado para resolver as dificuldades apresentadas por seus alunos, ao longo do processo de apropriação da linguagem escrita.

Tal desmistificação requer desses profissionais uma reflexão sobre práticas como a supervalorização dos aspectos notacionais da linguagem escrita, que determina a utilização, tanto pelo professor quanto pelo fonoaudiólogo, do domínio das convenções ortográficas como índice avaliativo da capacidade dos alunos, de modo a tornar os dados iniciais de leitura e escrita determinantes da trajetória escolar dos alunos.

Outro exemplo esclarecedor refere-se à prática de supervalorização da presença dos profissionais de saúde na escola, principalmente do fonoaudiólogo, cujas ações com freqüência reforçam a atribuição de causas individuais e orgânicas a aspectos inerentes ao processo de apropriação da linguagem escrita. A discussão acerca dessa prática pode contribuir para a transformação do contexto escolar em um espaço destinado à aprendizagem interpretada como processo saudável.

A valorização de todos os aspectos que mobilizam os membros integrantes do grupo nos remete a algumas considerações sobre os programas informativos (palestras, minicursos, oficinas) desenvolvidos em escolas pelo fonoaudiólogo. Se a formação do grupo de discussão com os professores implica um processo em que ambos os profissionais se constituem como interlocutores um do outro e de si próprios, tais programas não dão conta de que as discussões empreendidas repercutam, de fato, nas práticas cotidianas – seja pela concepção reducionista de linguagem na qual normalmente se apóiam, seja pela escassez do tempo destinado à sua realização, ou, ainda, pela tutela exercida pelo fonoaudiólogo em programas desse tipo.

Consideramos conveniente a realização de encontros teórico-reflexivos, tantos quantos possíveis, para que o grupo, ao dispor de tempo suficiente para interpretar suas ações no contexto escolar, possa enfrentar o processo de transformação das práticas cotidianas.

Assim, cabe aos membros do grupo a decisão conjunta sobre os assuntos eleitos para a reflexão, bem como o suporte teórico-metodológico sob o qual tal reflexão será conduzida. Como a nossa proposta de atuação fonoaudiológica com a linguagem escrita no contexto escolar se distancia do modelo tradicionalmente utilizado pelo fonoaudiólogo em escolas, a decisão a respeito desse suporte pode gerar algumas tensões.

Não podemos nos esquecer, conforme destacamos anteriormente, de que normalmente é o fonoaudiólogo quem fornece o modelo de atuação a ser utilizado no acompanhamento das questões relativas à linguagem escrita, em vez de essa escolha resultar da discussão e reflexão promovidas por todos os integrantes do grupo. Mais ainda, pode haver expectativa do professor com relação ao modo convencional pelo qual a dificuldade do aluno pode ser identificada e trabalhada exclusivamente fora da escola e, portanto, sem o trabalho reflexivo do professor, em conjunto com o fonoaudiólogo. Essas tensões não precisam ser interpretadas de maneira negativa. Ao contrário, elas revelam sentimentos que permeiam a transformação das relações evidenciadas pelo movimento interativo deflagrado entre os profissionais; por isso, devem ser consideradas, razão pela qual sugerimos que o fonoaudiólogo procure assumir, assim como o professor, tanto a posição de escuta quanto a de problematizador, para que, em conjunto, possam chegar a um denominador comum.

Além desses encontros teórico-reflexivos, consideramos importante a realização de atividades conjuntas relacionadas diretamente à prática cotidiana desses profissionais. No que diz respeito à linguagem escrita, podemos propor atividades relativas:

- à análise conjunta de textos, que permita a reinterpretação a respeito do significado das ocorrências classificadas como erros por divergirem das convenções ortográficas;
- à ênfase nos aspectos motivacionais a serem trabalhados com os alunos, em sala de aula, para o resgate de uma relação mais positiva com a linguagem escrita, por parte dessas crianças, e para o favorecimento de discussões voltadas à compreensão de outros aspectos dessa modalidade de linguagem, tais como os discursivos;
- à identificação de comportamentos desses professores, em

sala de aula, que contribuam para a "institucionalização invisível" dos alunos tidos como detentores de distúrbios de aprendizagem ou de leitura e escrita;

- à utilização de estratégias que recuperem o papel do professor, em sala de aula, como interlocutor que auxilia na atribuição de sentidos à escrita de seus alunos;
- à adoção de uma conduta, por parte dos professores, que possibilite a troca interlocutiva com seus alunos;
- ao resgate da confiança dos professores em seu próprio trabalho, entre outras.

As ações elencadas anteriormente são apenas exemplos do que se pode realizar conjuntamente entre o professor e o fonoaudiólogo para o favorecimento do processo de apropriação da linguagem escrita no contexto escolar, não só por parte das crianças consideradas "problemas", mas, de modo geral, por todas as crianças em processo de escolarização formal.

Essas ações podem envolver, por exemplo:

- a atuação coletiva dos alunos na elaboração e dramatização de uma peça de teatro para toda a escola;
- a elaboração de documentos a respeito de assuntos veiculados pela mídia;
- a realização de saraus de poesias em que, além da leitura do material selecionado, as crianças possam interpretá-lo e, posteriormente, elaborar as próprias poesias, a fim de confeccionar um livro a ser distribuído para os colegas.

Independente das estratégias, tais ações precisam ser articuladas com os projetos da escola e mobilizar a participação não só dos professores e dos alunos, mas também dos demais funcionários da escola, entre eles os dirigentes.

É importante lembrar que essas ações não devem ser impostas ao grupo. Ao contrário, devem emergir do movimento interativo que sustenta o trabalho coletivo. Consideramos que a participação de todos nesse processo de reflexão e transformação de práticas referentes à linguagem escrita é determinante para que ocorra o que na linguagem pedagógica cotidiana se denomina *transposição didática*, que implica um processo árduo e complexo no qual os profissionais envolvidos vivenciam situações de ambivalência, ora de resistência, ora de reconhecimento de novos estatutos teórico-metodológicos. Isso caracteriza um período de transição entre o abandono de práticas anteriores e a incorporação dos novos estatutos teórico-metodológicos que, depois, poderão dar lugar a mudanças efetivas, tal como ressalta Nemirovsky:

> [...] ainda que consciente da incoerência, não consegue evitá-la, pois trocar de teoria não consiste em fazer-se um *apagar tudo e abrir folha nova*, não é deixar à margem todo o conhecimento feito e assumido – que é a expressão de certezas prévias e experiências acumuladas. Na realidade, abre-se um período de transição caracterizado pela oscilação entre teorias contrapostas, e que se estende até o momento em que o docente possa contar com os elementos necessários para organizar o conjunto de seu trabalho de maneira coerente com as alternativas didáticas que busca adotar. É necessário manter as práticas já dominadas e que oferecem apoio, ao mesmo tempo em que ocorre a consolidação de um novo fazer, para que, dessa forma, seja possível ir abandonando as anteriores. (2002, p. 91; grifos no original)

Assim, esses profissionais podem resistir à construção de uma outra lógica sob a qual possam edificar suas práticas, insistindo na manutenção da forma restrita à qual encontram-se submetidos e acostumados a compreender a linguagem escrita. De outro lado, podem reconhecer tal lógica como possibilidade para um novo fazer, de modo que as modificações propostas e concretizadas devem resultar da maior conscientização e autonomia de cada um dos envolvidos no trabalho em grupo, a fim de que, em conjunto, busquem a compreensão e a resolução das "dificuldades" apresentadas pelas crianças, ao se apropriar formalmente da linguagem escrita.

Algumas considerações finais

As reflexões empreendidas nesta discussão não têm o intuito de sistematizar um modelo de atuação fonoaudiológica com a linguagem escrita em escolas, mesmo porque o trabalho em grupo representa apenas uma entre tantas outras possibilidades de atuação profissional com essa modalidade de linguagem no ambiente escolar. É essencial, porém, que o fonoaudiólogo compreenda que, em cada escola, com cada grupo, com cada professor, as singularidades se farão presentes e, em muitas situações, serão determinantes para a construção de sua parceria com o professor.

É importante reforçar a necessidade de que esses profissionais, envolvidos na relação de parceria que se constitui por meio do trabalho em grupo, possam rever efetivamente seus papéis no contexto escolar. Essa revisão certamente caracteriza um desafio, pois implica a constituição do professor e do fonoaudiólogo em sujeitos do processo de modificação de tal parceria, a ser construída calcada na integração entre ambos e na possibilidade de se compreender: a linguagem como prática discursiva, por meio de processos dialógicos; a aprendizagem como resultado de tais processos; e a saúde como processo social coletivo.

Oportunamente, lembramos que o fonoaudiólogo tem acesso privilegiado, em sua formação – ao menos no que se refere a requisitos básicos propostos pelas diretrizes curriculares da fonoaudiologia –, a conhecimentos lingüísticos e educacionais que outros profissionais da área da saúde não têm. Desse modo, ele pode se constituir em um elemento catalisador do processo de transformação do qual também é parte integrante ao se mostrar, ao professor e à escola como um todo, aberto à compreensão das singularidades.

Essa abertura para a compreensão das singularidades que envolvem o processo de apropriação da linguagem escrita pode permitir que sejam:

- desvelados os conflitos gerados entre os membros do grupo pela contraposição de idéias e de práticas cotidianas, ao trazer à tona as situações ofuscadas pela subordinação a paradigmas teórico-metodológicos que tendam a enfatizar o discurso e a prática coletiva homogeneizadora, em razão de um processo cotidiano de alienação;

- evidenciadas as contradições que aparecem nesse discurso e nessa prática; e
- favorecidas as condições para a análise das particularidades envolvidas na interação dos membros do grupo.

Esperamos que esta discussão contribua para que o fonoaudiólogo se proponha a enfrentar o desafio de buscar novos caminhos para sua atuação em escolas, de modo geral, e com a linguagem escrita, em particular.

Notas

[1] A discussão empreendida neste capítulo compreende parte da tese de doutorado da primeira autora, elaborada sob a orientação do segundo autor.

Referências bibliográficas

ABAURRE, M. B. "Dados da escrita inicial: indícios de constituição da hierarquia de constituintes silábicos?". In: HERNANDORENA, C. L. M. (org.). *Aquisição de língua materna e de língua estrangeira: aspectos fonético-fonológicos*. Pelotas: Educat, p. 63-85, 2001.

ABAURRE, M. B.; FIAD, R. S.; MAYRINK-SABINSON, M. L. "Em busca de pistas". In: *Cenas de aquisição da escrita: o sujeito e o trabalho com o texto*. 2. ed. Campinas: Mercado de Letras, p. 13-36, 2001.

BAKHTIN, M. *Estética da criação verbal*. 4. ed. São Paulo: Martins Fontes, 2003.

BRASIL. Ministério da Educação. Secretaria da Educação Fundamental. *Parâmetros Curriculares Nacionais: Língua Portuguesa*. Brasília: MEC/SEF, 1997.

GIROTO, C. R. M. *A parceria entre o professor e o fonoaudiólogo: um caminho possível para a atuação fonoaudiológica com a linguagem escrita*. 2006. Dissertação. (Doutorado em Educação) – Faculdade de Filosofia e Ciências, Unesp, Marília, São Paulo.

ABORDAGENS GRUPAIS EM FONOAUDIOLOGIA   103

GIROTO, C. R. M.; OMOTE, S. "Concepção de professores em relação à fonoaudiologia: uma proposta de discussão". In: SOCIEDADE BRASILEIRA DE FONOAUDIOLOGIA. *Atualização em voz, linguagem, audição e motricidade oral.* São Paulo: Frôntis, p. 207-17, 1999.

GIROTO, C. R. M. *et al.* "Caracterização da visão do professor sobre a atuação fonoaudiológica em Emeis". In: SOCIEDADE BRASILEIRA DE FONOAUDIOLOGIA. *Atualização em voz, linguagem, audição e motricidade oral.* São Paulo: Frôntis, p. 218-28, 1999.

JARDINI, R. S. R. *"Método das boquinhas": alfabetização e reabilitação dos distúrbios de leitura e escrita.* São Paulo: Casa do Psicólogo, 2004.

KATO, M. *No mundo da escrita: uma perspectiva psicolingüística.* São Paulo: Ática, 1986.

KLEIMAN, A. B. (org.). *Os significados do letramento: uma nova perspectiva sobre a prática social da escrita.* 2. ed. Campinas: Mercado de Letras, 1995.

MAYRINK-SABINSON, M. L. T. "O papel do interlocutor". In: ABAURRE, M. B.; FIAD, R. S. e MAYRINK-SABINSON, M. L. *Cenas de aquisição da escrita: o sujeito e o trabalho com o texto.* 2. ed. Campinas: Mercado de Letras, p. 117-51, 2001.

MOYSÉS, M. A. A. *A institucionalização invisível: crianças que não-aprendem-na-escola.* Campinas: Mercado de Letras, 2001.

NEMIROVSKY, M. *O ensino da linguagem escrita.* Porto Alegre: Artmed, 2002.

PANHOCA, I. "Grupo terapêutico-fonoaudiológico: refletindo sobre esse novo fazer". In: FERREIRA, L. P.; BEFFI-LOPES, D. M.; LIMONGI, S. C. O. (orgs.). *Tratado de fonoaudiologia.* São Paulo: Roca, p. 1054-8, 2004.

PÊCHEUX, M. "Análise automática do discurso". In: GADET, F.; HAK, T. (orgs.). *Por uma análise automática do discurso: uma introdução à obra de Michel Pêcheux.* Campinas: Unicamp, p. 61-83, 1990.

POSSENTI, S. "Sobre a natureza dos erros, especialmente os de grafia". In: LODI, A. C. B.; HARRISON, K. M. P.; CAMPOS, S. R. L. (orgs.). *Letramento e minorias.* Porto Alegre: Mediação, p. 27-46, 2002.

SMEKE, E. L. M.; OLIVEIRA, N. L. S. "Educação em saúde e concepções de sujeito". In: VASCONCELOS, E. M. (org.). *A saúde nas palavras e nos gestos: reflexões da rede de educação popular e saúde.* São Paulo: Hucitec, p. 115-36, 2001.

SMOLKA, A. L. B. *A criança na fase inicial da escrita: a alfabetização como processo discursivo.* 9. ed. Campinas: Cortez, 2000.

SOARES, M. *Letramento: um tema em três gêneros.* Belo Horizonte: Autêntica, 2000.

SUCUPIRA, A. C.; MENDES, R. "A promoção da saúde: conceitos e definições". *Sanare – Revista de Políticas Públicas,* Sobral, ano 4, n. 1, p. 7-10, jan./mar. 2003.

VYGOTSKY, L. S. *A formação social da mente.* São Paulo: Martins Fontes, 1984.

5. O grupo de familiares de surdos como espaço de reflexão e de possibilidades de mudança

Ana Cristina Guarinello
Cristina Broglia Feitosa de Lacerda

A família é o lugar ideal para se iniciar o atendimento de base para os surdos. É o primeiro espaço social no qual as capacidades das crianças têm significado e são desenvolvidas. Pais preparados e mães conscientes de seu papel podem alcançar um bom aproveitamento diante das oportunidades geradas no lar. A criança surda que recebe acolhimento adequado da família é preparada para o desenvolvimento cognitivo, podendo atingir patamares compatíveis com crianças da mesma idade que escutam.

Quando a surdez é diagnosticada, cada família reage de um modo. No entanto, em geral, os pais têm uma reação de choque, posto que aproximadamente 94% das crianças surdas nascem em famílias ouvintes. A maioria dos pais de crianças surdas sabe muito pouco sobre surdez, desconhecendo, portanto, o que esperar e o que fazer com seu filho. Já a criança, sem poder satisfazer suas necessidades por meio da fala, não compreende as reações dos pais, sente-se frustrada, confusa, brava, agressiva, medrosa, e, muitas vezes, desenvolve uma auto-imagem negativa.

Segundo Bouvet (1990), a descoberta da surdez para os pais ouvintes pode causar uma quebra na interação adulto/criança que geralmente existe entre pais e filhos. Essa ruptura às vezes traz profundas marcas para as relações afetivas entre a criança e seus pais, e compreender adequadamente a surdez pode significar a formação ou a quebra de vínculos que será fundamental para o desenvolvimento da criança

(Conti, 1998). Muitas mães, ao descobrir a surdez, deixam de falar com seus filhos e o tratam de maneira diferente por não se sentirem à vontade diante de algo que não conseguem compreender. A ruptura na comunicação ou a quebra de vínculos, se persistir por muito tempo, pode afetar seriamente o desenvolvimento emocional e as habilidades lingüísticas e comunicativas da criança surda.

Na maioria das famílias, a primeira língua da criança é a língua dos pais. Sendo assim, crianças surdas com pais surdos são expostas à língua de sinais muito cedo, adquirindo-a sem esforços. Muitos pesquisadores reconheceram que as crianças surdas filhas de pais surdos têm melhor desempenho acadêmico e psicológico que as crianças surdas cujos pais são ouvintes. Uma razão para isso é o fato de que os pais surdos têm melhor aceitação da surdez; além disso, esses pais possuem expectativas mais realistas com relação ao sujeito surdo, aceitando os filhos como são. Outro fator de extrema relevância é o uso da língua de sinais entre os pais e a criança, que favorece sua constituição como sujeito social de maneira harmoniosa.

Apesar da importância da língua de sinais, a maioria dos surdos é exposta primeiro à linguagem oral, língua de seus pais ouvintes, e não à língua de sinais. Em muitos casos, o fato de a criança surda não dominar a linguagem oral nem ter experiências lingüísticas ricas na língua de sinais pode causar significativo atraso de linguagem. E como a maioria das famílias é ouvinte, as crianças surdas acabam tendo poucas oportunidades para adquirir a língua de sinais.

A família, por estar mais presente na vida das crianças, é a instituição/espaço social no qual o surdo passa a maior parte do tempo. É dentro dela que os indivíduos vão se constituir emocional, subjetiva e socialmente. Esse indivíduo, independente de ser surdo, deficiente mental, ou de não ter nenhuma necessidade especial, estará inserido na cultura, na crença e nas realizações da família à qual pertence. Especificamente nas famílias de surdos, o modo como elas vêem a surdez, como a compreendem, o que pensam sobre as deficiências e sobre as respectivas curas, além de tantas outras crenças e informações impostas pela sociedade em que vivemos, pode interferir significativamente na maneira como esse surdo vai se desenvolver.

Para trabalhar com as famílias, é importante saber como cada uma se constitui, seu conhecimento sobre a surdez e decorrentes conseqüências, suas crenças e sua cultura. Desse modo, pode-se orientar os pais sobre a melhor conduta com relação ao filho surdo, fato que possibilitará ajudá-lo a se desenvolver da melhor forma possível.

Cárnio e Couto (2004) argumentam que as crianças surdas, freqüentemente, apresentam dificuldades referentes a fatores psicológicos e sociais, e que isso pode acontecer devido ao diagnóstico tardio e à falta de estímulo adequado durante o período de aquisição da linguagem oral e/ou de sinais. Portanto, tais crianças, costumam apresentar uma defasagem na aquisição da linguagem, que poderá piorar com o passar do tempo, por conta da dificuldade de acesso do surdo à língua portuguesa.

Mesmo nas famílias com acesso mais rápido às informações e ao diagnóstico, podem-se encontrar outros problemas decorrentes de uma visão preconceituosa, que coloca a surdez como um "déficit" que necessita de cura. Muitas vezes, o profissional da área da saúde que diagnostica a surdez (normalmente, o médico) passa informações sobre a perda auditiva (limiares) e sobre as limitações de desenvolvimento, mas poucas vezes informa a respeito das diferentes abordagens de educação e atendimento, das possibilidades da criança surda e da língua de sinais.

Cabe ressaltar que, em geral, os profissionais da saúde pouco conhecem sobre a surdez como realidade cultural – para além dos aspectos clínicos – e sobre as comunidades surdas.

As comunidades surdas, em diferentes partes do mundo, utilizam as línguas de sinais, que são línguas visuogestuais. Essas línguas emergem das comunidades justamente porque os surdos não têm problemas com o desenvolvimento lingüístico em si, embora apresentem dificuldades para o desenvolvimento de uma língua oral (apoiada em aspectos oral-auditivos). Assim, o surdo precisa ser respeitado lingüisticamente; quando isso ocorre, desenvolve-se e constrói novos conhecimentos de maneira adequada e satisfatória. No entanto, a fim de que isso aconteça, é importante que se criem algumas condições especiais, sendo necessário que os profissionais envolvidos no trabalho com o surdo estejam atentos a isso.

O fonoaudiólogo é um dos profissionais envolvidos no trabalho com surdos, desde a detecção da surdez até o tratamento; diante disso, orienta as famílias a partir do momento em que a surdez é descoberta, com relação à indicação de próteses auditivas, à escolha de metodologias educacionais para a criança e ao tratamento clínico fonoaudiológico.

Segundo Cárnio e Couto (2004), a intervenção fonoaudiológica em pessoas surdas visa à otimização da comunicação e melhor integração social. Para que isso ocorra, é fundamental que a família seja o primeiro grupo responsável pela criança, uma vez que é ela a responsável por inseri-la no mundo social e cultural. No caso de crianças surdas, os pais necessitam de informações que possam ajudá-los a compreender o significado da surdez, de suas conseqüências para a comunicação infantil e para a melhor inserção da criança na sociedade.

De acordo com Caporali, Lacerda e Marques (2005), pesquisas revelam que a maioria dos pais de crianças surdas, quando procura atendimento para seus filhos, chega à instituição com um sentimento de frustração ao deparar com uma realidade para a qual não está preparada. Grande parte das famílias não tem consciência dos potenciais e limitações de seus filhos.

Uma forma interessante de trabalhar com familiares de surdos é por meio dos grupos de famílias. Acreditamos que o grupo possibilita o envolvimento dos sujeitos em processos de sensibilização, conscientização, reflexão e mudança, e que seus efeitos favorecem o desenvolvimento, a educação, a socialização e a terapia de pessoas surdas. Além disso, conforme Rocha, Caporali e Lacerda (2003), o grupo é capaz de ajudar na relação pais–crianças e pais–pais, favorecendo a confiança entre os membros do grupo, pois cada um pode perceber que não está sozinho em sua condição. O grupo também favorece a oportunidade de os familiares conhecerem as soluções encontradas por outros pais diante das dificuldades impostas pela surdez, e isso pode gerar um ambiente de maior esperança e segurança para todos.

Para Penteado (2002/2003), a constituição do grupo é um processo complexo, dinâmico e cíclico, e faz movimentos de avanços e retrocessos. Essa constituição ocorre com base na construção e reconstrução contínua das relações sociais entre seus membros e de sua significação, mediada pela linguagem no contexto das vivências grupais. A autora refere que o papel do fonoaudiólogo no grupo é de mediador e interlocutor, uma vez que circunscreve as práticas de linguagem como um recurso de expressão dos sujeitos e de suas necessidades, favorecendo o processo de constituição do grupo. Fiscmann (1997) designa o papel do coordenador como o que pensa junto ao grupo, ao mesmo tempo em que integra o pensamento grupal, facilitando a dinâmica da comunicação entre os integrantes.

Os grupos de pais no contexto da clínica fonoaudiológica se configuram como produtos simbólicos de um processo de relações sociais construídas em contexto histórico específico e mediadas pela linguagem (Penteado, 2002/2003). Nesse sentido, o objetivo do grupo de pais/familiares de surdos tem sido relatado por alguns autores, tradicionalmente, como espaço de poder ouvir e falar sobre seus filhos e problemas, trocar experiências, dúvidas, inquietações, auxiliando na aceitação da surdez e apontando caminhos para o desenvolvimento pleno dos sujeitos surdos e de suas famílias.

Rocha, Caporali e Lacerda (2003) afirmam que o grupo de pais/familiares é um lugar onde as pessoas expõem dúvidas e recebem informações. Em tais encontros, as mães (porque, em geral, são elas que comparecem) percebem que as próprias dificuldades e lutas podem ser ressignificadas, já que o grupo é um lugar onde são ouvidas e podem conversar sobre questões difíceis, preconceitos, além de terem a possibilidade de se apoiar nas experiências de outras mães. Portanto, o grupo constitui um espaço onde é possível existir troca de experiências entre os integrantes, sendo importante para o desenvolvimento familiar como um todo, porque a mãe, ao voltar para casa, leva consigo novos modos de significar a vivência que está enfrentando.

Em vista disso, este texto focalizará o trabalho realizado por dois grupos de familiares de surdos: o primeiro, constituído no setor de Audiologia Educacional, vinculado ao mestrado em Distúrbios da Comunicação da Universidade Tuiuti do Paraná (UTP) – grupo 1 –; e, o segundo, desenvolvido na clínica de fonoaudiologia vinculada ao curso de graduação em Fonoaudiologia da Universidade Metodista de Piracicaba (Unimep) – grupo 2.

O grupo 1 foi formado em 2003 e é composto por: familiares de surdos que freqüentam a clínica de fonoaudiologia da Universidade Tuiuti do Paraná, uma fonoaudióloga responsável, dois alunos do curso de graduação em Fonoaudiologia e um do mestrado em Distúrbios da Comunicação. Ocorreram encontros semanais com duração de uma hora e meia. Fazem parte desse grupo mães, avós, pais, tios e irmãos de surdos. São realizadas no grupo diversas dinâmicas, principalmente com assuntos relacionados à surdez, a exemplo de descoberta e diagnóstico, escolaridade, desenvolvimento de linguagem, interação familiar. Os temas discutidos no grupo partem tanto de sugestão da fonoaudióloga quanto das próprias famílias. Eventualmente, promovem-se encontros com convidados de fora, como familiares de surdos, surdos adultos, membros da comunidade surda etc.

Episódio 1 (grupo 1)

A fonoaudióloga e as mães conversavam a respeito das dificuldades da família em se comunicar com o filho surdo. Estavam presentes três mães, reconhecidas pelas iniciais M1, M2 e M3. M1, que tem uma filha de 2 anos de idade com perda auditiva profunda unilateral (reconhecida pela inicial L); M2, cuja filha de 30 anos possui perda profunda bilateralmente (reconhecida pela inicial C); e M3, que tem dois filhos com perda, um de 11 anos (reconhecido pela inicial P) cuja perda é profunda bilateral , e outra com 8 anos (reconhecida pela inicial Py) cuja perda é leve bilateral; e uma fonoaudióloga (representada pela inicial T) e uma aluna do mestrado em Distúrbios da Comunicação da UTP.

1) T. "Em que momentos vocês têm dificuldades para se comunicar com seus filhos?"

2) M3: "Quando eles são pequenininhos, é mais fácil explicar. Como quando ele [P] começou a aprender na escola especial, que eles [professores] falavam lá: o 'surdo vai falar', eu

pensava: 'são tudo doido; como o surdo vai falar?' Aí, eles mandavam pegar gravuras, figuras, as vogais. Por exemplo: o ovo, colocar o 'o' na frente do menino, ir na geladeira, pegar o ovo e mostrar 'isso aqui é ovo, o-v-o.' É fácil fazer [...], só que agora ele está ficando maior, e está na lição de casa, até a 2ª série é tudo simples, porque são só umas histórias [...]. Agora, na apostila da 3ª série, já está difícil, são oito ou nove matérias que ele tem [...] e tem coisas que você não tem em casa na hora para explicar o que é para ele."

3) T: "O que você faz nessas horas?"

4) M3: "Eu escrevo pra professora. Ela me dá tempo, aí eu vou na biblioteca, tiro xerox, empresto livro, levo pra casa e explico pra ele. [...] Não adianta só eu copiar uma frase ou duas [...] porque ele não vai entender, ele tem dificuldade."

5) T para M2: "Como é com a C essa questão de explicar as coisas?"

6) M2: "Ah, sei lá. Eu explico do jeito que eu entendo também, que eu acho que ela vai entender também. Tudo que eu assisto ela vem me perguntar."

7) T: "E como é que vocês explicam?"

8) M2: "Ah, a gente explica, né? Como a gente acha que ela está entendendo."

9) T: "Vocês usam uma linguagem própria de vocês, né?"

10) M2: "É."

11) T: "A C não faz os questionamentos que o P faz."

12) M2: "Depois que ela começou a vir prá cá [freqüentar a fono], tudo ela pergunta, sabe?"

13) M3: "Eles têm muita curiosidade, né? Só que tem que explicar certo. É difícil a gente explicar."

14) M2: "Tem coisas que eu nunca imaginava que ela fosse perguntar; ela vem perguntar agora."

15) M1: "A L tem 2 anos, mas, quando ela quer alguma coisa, ela aponta, mostra. Tem vezes que a gente não entende o que ela quer, aí a gente vai até a coisa pra saber [...] Quando eu falo 'L., vamos tomar banho pra dormir', ela vai rolando até o banheiro, ela sabe."

16) T: "Então, você vê que apesar de ela não estar falando muito, ela está entendendo."

17) M1: "Às vezes, ela quer que eu faça todos os gostos dela. Se eu deixo ela no berço, ela pára. Agora a L é deficiente e a outra menininha do lado, que eu cuido, é normal, e a mãe dela não faz isso, faz todos os gostos da menina."

18) T: "Olha que engraçado: na semana passada, você falou que tudo era normal [referindo-se a L], que não teve problema quando descobriu que ela tem perda auditiva, que tudo era normal, agora você falou que ela era deficiente. Por quê?"

19) M1: "Não sei."

20) T: "Você percebeu? Semana passada, todo mundo disse que ficou triste quando soube que seu filho era surdo, e você falou que era normal."

21) M1: "É porque eu não sou de falar, como elas falam. Pra mim foi normal. [...]"

Segundo Lichtig *et al.* (2001), os grupos de família apresentam um impacto importante na interação entre pais e filhos surdos. Por meio desse episódio, pode-se notar que os pais costumam utilizar diferentes estratégias para se comunicar com seus filhos e que essas estratégias dependem da idade do filho surdo, do conhecimento da família sobre a surdez etc. No caso específico da mãe M3 (turno 2), nota-se que ela percebeu que, quando seu filho era pequeno, tinha mais facilidade para se comunicar com ele, e que, à medida que ele vai crescendo, fica mais difícil entendê-lo.

Parece-nos que, quando seu filho era menor, a mãe utilizava-se de elementos concretos para se comunicar, como se a língua fosse transparente e fosse possível conversar apenas relacionando objetos reais e concretos. Conforme a criança cresceu, a interlocução se tornou mais complexa, principalmente porque os assuntos escolares são mais difíceis para criança e mãe compreenderem; logo, a mãe passou a se confrontar com a realidade da língua, seus múltiplos significados, sua referência ao imaginário e a conceitos mais amplos. Ainda assim, essa mãe buscou ultrapassar os obstáculos porque tem consciência das dificuldades do filho e utiliza estratégias para ajudá-lo, como ir à biblioteca, pedir um tempo para a professora etc. (turno 4).

Já a mãe M2, cuja filha de 30 anos não fala nem utiliza sinais, afirma que usa uma linguagem própria e explica da maneira que ela (mãe) entenda, sem relatar com certeza se a filha compreendeu ou não (turnos 6 e 8). Essa mãe parece não ter consciência da complexidade da linguagem, uma vez que não tem certeza se a filha compreende ou não, o quanto ela realmente compreende, e acha esse fato normal – não questiona. Quando indagada sobre o fato de sua filha não fazer questionamentos (turno 12), a mãe responde que, depois que a filha voltou a freqüentar a fonoterapia, passou a ser mais curiosa e questionar a família; no entanto, a mãe não se aprofunda sobre o tipo de perguntas que a filha vem formulando.

No turno 14, a mãe chega a afirmar que a filha, após o retorno à fonoterapia, passou a perguntar coisas que nunca imaginava que ela fosse perguntar. Esse fato demonstra a baixa expectativa da família com relação a C. Cabe esclarecer que a baixa expectativa dessa mãe parece ter relação com a história de C, que freqüentou a escola especial até os 15 anos, quando então disseram à mãe que ela não aprenderia mais nada, pois tinha problemas mentais. Após esse período, a mãe ficou com C em casa, e somente aos 29 anos ela voltou a freqüentar a clínica de fonoaudiologia.

Ressalte-se, porém, que o motivo inicial da procura foi a colocação do aparelho auditivo em C. No grupo de pais, essa mãe pôde esclarecer suas dúvidas e dividir um espaço com pessoas que têm problemas semelhantes aos seus. No grupo, pôde sentir-se acolhida e compartilhar angústias e experiências, lidando com conflitos e considerando a filha novamente uma pessoa capaz. Tal fato está de acordo com Oliveira *et al.* (2004), quando afirmam que as famílias demonstram capacidade de flexibilizar sua estrutura interna, e passar por mudanças e rearranjos em sua dinâmica e seu funcionamento.

Para Lacerda e Caporali (2003), o impacto da surdez na família remonta ao momento da gravidez, no qual os pais esperam crianças perfeitas e sentem-se culpados quando isso não acontece. As fantasias e reações dos pais a esse respeito variam muito. O fato pode ser percebido no depoimento da mãe M1, ao afirmar que a filha entende tudo e que para ela saber da perda auditiva de sua filha foi um fato normal – o que inclusive chocou as outras mães (turnos 15 e 17). Apesar de achar tudo normal, refere-se à filha como deficiente, demonstrando uma contradição entre negar a surdez e aceitá-la como deficiência.

O fato de essa mãe achar tudo normal e dizer no turno 21 que não é de falar como as outras parece demonstrar que, apesar das experiências negativas com relação à descoberta da surdez destas, aquela mãe não conseguiu reverter papéis a ponto de enxergar, pelas outras histórias narradas, aspectos semelhantes aos das suas dificuldades (Penteado, 2002/2003), ou os percebe negando-os, pois, ao se referir às outras mães como diferentes de si, observa-se na referência dada pelo outro – ou seja, de algum modo o grupo cumpre sua tarefa de fazer ver/ajudar no destaque pela diferença.

Um outro fato interessante: no início do grupo, a fonoaudióloga geralmente é tida como a única interlocutora possível, já que as mães costumam dirigir-se apenas a essa profissional e não às outras mães (Penteado, 2002/2003). Porém, com o passar dos encontros, as mães assumem-se como sujeitos-membros do grupo e conduzem as discussões grupais. Isso pode ser notado no turno 13, quando a mãe M2 estava falando sobre sua filha, e a mãe M3 faz um comentário, concordando com aquela, e depois, no turno 15, quando a mãe M1 toma a palavra espontaneamente e passa a falar de sua filha.

De acordo com as experiências narradas neste grupo de pais, e apesar da heterogeneidade do grupo, diversos aspectos foram considerados positivos. Por exemplo: possibilidade de troca de experiências, assim como as trocas afetivas, sociais e lingüísticas; construções de idéias em conjunto; conhecimentos partilhados; altruísmo e solidariedade; discussão de temas abrangentes e a percepção dos pais de questões simples como as possibilidades de comunicação no dia-a-dia.

O grupo 2 (formado por diversas mães, algumas que já haviam freqüentado grupos de pais, e outras que estavam freqüentando pela primeira vez) apresentava uma dinâmica um pouco diferente da do grupo 1. Participavam dele os familiares (em geral, as mães), uma ou duas estagiárias de fonoaudiologia e um instrutor surdo adulto, fluente em Língua Brasileira de Sinais (Libras), responsável por ensiná-la aos familiares. Assim, nesse contexto, os encontros objetivavam a aprendizagem de Libras, embora também propiciassem discussões relativas à surdez com base em temas trazidos pelas mães.

Episódio 2 (grupo 2)

O instrutor não está presente neste encontro, portanto a estagiária promove uma discussão em que os familiares são convidados a relatar seus sentimentos em relação à aprendizagem e utilização da Libras com seus filhos. Participam cinco mães de crianças surdas (com idades entre 4 e 8 anos, todas com surdez profunda bilateral) e duas estagiárias[1].

1) T: "Como é para vocês a língua de sinais? Como foi e como é agora? Como foi no começo? Vocês achavam que não ajudava? Por que achavam isso?"

2) M1: "Olha, eu vou falar uma coisa, desde o começo eu falo e torno a repetir: eu não quero a M. só trabalhando com as mãos, isso eu não quero, porque vocês mesmos sentem que com a mão para eles é mais fácil que falar. Eu quero o quê? Eu quero que ela aprenda, eu não quero que ela só use sinais, certo? A M., com muita coisa, ela, por exemplo, com a casa, isso aqui é /CASA/ [faz o sinal], mas eu quero que ela force para falar, porque eu não quero só sinais [...] Eu quero que a M. aprenda, mas não quero que ela só use a linguagem dos sinais..."

3) M2: "No começo, eu queria que ela falasse, mas se ela não falar e só fizer sinais... No começo eu me revoltei, sabe, não é porque eu não quis; eu não aceitava. Eu queria que a minha filha fosse perfeita e achava assim: por que o filho de fulano é perfeito e a minha não? Mas aí conversei com a M3 [...] e ela falou assim: 'Você não pode pensar assim, você tem de pensar que sua filha tem saúde e tem gente que é pior que ela'. Então, eu coloquei isso na minha cabeça e hoje eu aceito, e eu acho assim, o que eu quero é que ela venha a falar, mas se ela não falar, eu estou preparada para aprender como ela se sentir bem."

Segundo Lima, Maia e Distler (1999), um trabalho voltado para a família pretende facilitar a reflexão sobre as dificuldades relativas à realidade da surdez, a estimulação da percepção das potencialidades dos filhos surdos e, principalmente, melhorar a qualidade de relacionamento e vida de todo o grupo familiar. Isso porque, muitas vezes, os pais, por conta da não-aceitação da surdez, não se interessam pela aprendizagem da língua de sinais, fato que vem dificultar o contato com o filho e o estabelecimento de uma dinâmica familiar favorável ao desenvolvimento da criança surda.

Quadros (1997) considera importante que as famílias aprendam a língua de sinais para se comunicar com os filhos surdos. Essa aprendizagem pode ocorrer quando for possível a presença de um adulto surdo que organize programas com pais ouvintes visando à aquisição da Libras. A autora sugere ainda o uso de vídeos que incluam conversações de pais surdos e crianças surdas, ou atividades de interação com adultos surdos, como jogos, brincadeiras e discussões sobre o cotidiano para motivar e propiciar a aprendizagem aos familiares.

De acordo com os relatos transcritos no episódio 2, pôde-se observar que há certa dificuldade por parte dos familiares em aceitar a surdez, e, conseqüentemente, a língua de sinais, pois as mães deixam transparecer a enorme expectativa a respeito da aquisição da língua oral.

No entanto, existem diferenças se tais depoimentos forem comparados. No depoimento da primeira mãe, fica claro que ela não concorda que a filha utilize apenas a língua de sinais, vendo nisso, de certa forma, um prejuízo para a criança.

Muitos pais, por não aceitarem a diferença lingüística, não conseguem enfrentar a ausência da fala da criança, colocando tal aquisição como ponto primordial do trabalho. Embora o desejo dos pais pelo desenvolvimento da oralidade dos filhos seja um aspecto a considerar, com freqüência, a persistência na busca da oralidade traz resultados aquém do esperado, acarretando atraso no desenvolvimento de linguagem e, em decorrência, na capacidade de comunicação, o que afeta a relação pais ouvintes – criança ou adolescente surdo, bem como todo o desenvolvimento do sujeito surdo.

O segundo depoimento passa uma segurança maior da mãe, uma vez que, mesmo persistindo a esperança da aquisição da fala, ela mostra estar "preparada" para o contrário, dizendo que aceitará a maneira de comunicação que sua filha eleger.

Nota-se que, em nenhum momento, os pais perdem a esperança ou expectativa quanto à linguagem oral; e essa persistência pode também vir a influenciar na motivação para aprender a língua de sinais. Considerando tais aspectos, torna-se fundamental o trabalho do adulto surdo junto com as famílias para que estas possam vivenciar situações e observar as potencialidades do filho, vendo tal sujeito como um espelho para a criança no futuro (Lodi e Harrison, 1998; Hoff-meister, 1999). É imprescindível pontuar que a aquisição da oralidade pode ocorrer, mas que o mais importante é a comunicação, ou seja, a aquisição da linguagem – que, para a maior parte dos filhos, será alcançada por meio da Libras.

É no confronto dos depoimentos e das idéias que as mães vão constituindo seu pensar sobre a surdez. Não se trata de um conceito pronto e finalizado, pois ter um filho surdo provoca emoções fortes e conflitantes: apego, desafio, dor, medo do desconhecido, insegurança, entre outras. As mães, no grupo, podem manifestar suas emoções, po-dem ressignificar conceitos com base no depoimento de outras mães (turno 3), buscando maneiras de elaborar melhor a realidade que vi-venciam e os modos de lidar efetivamente com seus filhos.

Considerações finais

Em decorrência desses encontros, pudemos perceber, em ambos os grupos, a importância que a experiência do coletivo passou a ter para essas famílias. Elas encontraram no grupo um espaço importante onde compartilhar experiências, problemas, dúvidas e angústias.

Segundo Penteado (2002/2003, p. 57), "a constituição de um grupo se dá a partir da construção e reconstrução contínua das rela-ções sociais entre seus membros e da sua significação, mediada pela linguagem no contexto das vivências grupais". Esses fatos puderam ser percebidos em ambos os grupos, nos quais conhecemos aspec-tos da dinâmica e do funcionamento das famílias, além de notarmos mudanças nas interações e relações entre o surdo e seus familiares (Brito e Dressen, 1999). Cabe destacar que os episódios foram cole-tados em duas clínicas diferentes, conduzidas por equipes diversas, em cidades distantes com contextos sociais próprios, e, ainda assim, os efeitos e movimentos observados pelos depoimentos indicam processos bastante próximos nos grupos de pais. Contrapor-se ao outro, ouvir a experiência do outro, ressignificar conceitos, compartilhar angústias, foram movimentos presentes em ambos os grupos.

A fonoaudiologia, em seu modelo mais tradicional, é responsável pela orientação de pais. Em geral, encontros individuais nos quais se orienta os pais a como melhor agir com os filhos surdos. O atendimento em grupo revela uma relação profundamente diferente, em que torna-se possível emergirem raivas, discordâncias, crenças, cumplicidade com pares, mudanças de atitudes marcadas pela reflexão ao longo do tempo. O trabalho com grupos revela-se não como um espaço de prescrições, nem como um espaço mágico que gera transformações rápidas e eficazes, mas como um local de reflexões, de idas e vindas que permitem respeitar as diferenças de cada família e apoiar-se nas experiências de outros para que cada um dentro de suas possibilidades ressignifique a própria relação com a surdez bem como a com o filho surdo.

Notas

[1] Este episódio é parte integrante do Relatório de Pesquisa apresentado ao Fundo de Apoio à Pesquisa da Unimep (Prot. n. 230/00), elaborado por Cristina B. F. de Lacerda, Sueli A. Caporali e Ana Cláudia Lodi.

Referências bibliográficas

BOUVET, D. *The path to language*. Clevendon: Multilingual Matters, 1990.

BRITO, A. M. W.; DRESSEN, M. A. "Crianças surdas e suas famílias: um panorama geral". *Psicl. Reflex. Crit*, v. 12, n. 2, p. 429-45, 1999.

CAPORALI, S. A.; LACERDA, C. B. F.; MARQUES, P. L. "Ensino de língua de sinais a familiares de surdos: enfocando a aprendizagem". *Pró-fono Revista de Atualização Científica*, Barueri, v. 17, n. 1, p. 89-98, jan./abr. 2005.

CÁRNIO, M. S.; COUTO, M. I. V. "Fundamentos para a intervenção fonoaudiológica em pais de crianças surdas". In: LICHTIG, I. (org.). *Programa de intervenção fonoaudiológica em famílias de crianças surdas*. Barueri: Pró-Fono, p. 1-22, 2004.

CONTI, C. M. A. de. "Palavra de mãe, palavra de clínico: sua importância na construção do caminho para o desenvolvimento". In: LACERDA, C. B. F.; PANHOCA, I. (orgs.). *Tempo de fonoaudiologia II*. Taubaté: Cabral, p. 183-97, 1998.

FISCMANN, J. "Como agem os grupos operativos?". In: ZIMERMAN, D. E.; OSORIO, L. C. *Como trabalhamos com grupos*. Porto Alegre: Artmed, p. 95-100, 1997.

HOFFMEISTER, R. J. "Famílias, crianças surdas, o mundo dos surdos e os profissionais da audiologia". In: SKLIAR. C. (org.). *Atualidade da educação bilíngüe para surdos: interfaces entre pedagogia e lingüística*. v. 2. Porto Alegre: Mediação, 1999.

LACERDA, C. B. F.; CAPORALI, S. A. "A família ouvinte de sujeitos surdos: reflexões a partir do contato com a língua de sinais". *Temas sobre Desenvolvimento*, São Paulo, v. 12, n. 67, p. 16-25, mar./abr. 2003.

LICHTIG, I. *et al.* "Atendimento fonoaudiológico centrado na família de crianças surdas de 3 a 6 anos de idade". *Boletim de Psicologia*, São Paulo, v. 11, n. 115, p. 177-85, 2001.

LIMA, R. P.; MAIA, R.; DISTLER, S. D. C. "Reflexão sobre um trabalho com famílias". *Espaço Informativo Técnico Científico do Ines*, Rio de Janeiro, v. 11, p. 37-9, jun. 1999.

LODI. A. C.; HARRISON, K. M. P. "Língua de sinais e fonoaudiologia". *Espaço Informativo Técnico Científico do Ines*, Rio de Janeiro, v. 10, p. 41-6, dez. 1998.

OLIVEIRA, R. G. *et al.* "A experiência de famílias no convívio com a criança surda". *Acta Scientiarum Health Sciences*, Maringá, v. 26, n. 1, p. 183-91, jan./jun. 2004.

PENTEADO, R. Z. "Grupo ou agrupamento? Estudo da constituição de um grupo em fonoaudiologia". In: MARCHESAN, I.; ZORZI, J. *Tópicos em fonoaudiologia*. São Paulo: Revinter, 2002/2003.

QUADROS, R. M. *Educação de surdos: a aquisição da linguagem*. Porto Alegre: Artes Médicas, 1997.

ROCHA, P. S. R.; CAPORALI, S. A; LACERDA, C. B. F. "Grupo de familiares de surdos: espaço de reflexões mediadas por instrutor surdo". *Saúde em Revista*, Piracicaba, v. 5, n. 9, p. 13-20, 2003.

6. Sujeitos autistas em terapêutica fonoaudiológica grupal

Ivone Panhoca
Maria Fernanda Bagarollo

Apresentação

Os sujeitos autistas têm sido, historicamente, considerados incapazes de estabelecer relações sociais e se agrupar. A maioria dos trabalhos terapêuticos e educacionais orienta-se por essa premissa e propõe atendimentos individuais. Em direção contrária, os objetivos do presente estudo são: 1) refletir sobre as possibilidades da terapia fonoaudiológica para sujeitos autistas, analisando o papel do grupo terapêutico em seu desenvolvimento; 2) analisar a forma como tais sujeitos, considerados incapazes de se socializar, atuam no contexto do grupo terapêutico-fonoaudiológico; e 3) refletir sobre o papel da mediação do terapeuta nessas situações grupais. Analisou-se um grupo de sujeitos autistas composto por quatro crianças na faixa etária de 4 a 8 anos. As terapias foram videogravadas e posteriormente transcritas, e os episódios, recortados e analisados em função dos objetivos do trabalho. Os resultados mostraram que, se por um lado os sujeitos não demonstram interação efetiva, demandando mediação constante da terapeuta, por outro, nos trabalhos grupais, a interação tende a se tornar intensa e constante, abrindo mais possibilidades de desenvolvimento do que na terapia individual.

Terapia fonoaudiológica em grupo

Pensar em atendimentos em grupo na clínica fonoaudioló-gica coloca-se como grande desafio, uma vez que as concepções de "patologia" da comunicação humana estão fortemente arraigadas em uma visão médica, que prioriza sessões individualizadas voltadas para a "cura da doença", visando maior aproximação da norma (im)posta socialmente.

Entretanto, a realização de terapias fonoaudiológicas em gru-po vem, lentamente, solidificando-se e deixando de ser entendida como uma solução para suprir as grandes demandas (Corrêa, 1997). Essa moda-lidade de atuação fonoaudiológica hoje é vista como possibilidade efetiva de "construções coletivas", que podem proporcionar o desenvolvimento (individual e social) dos sujeitos atendidos no grupo (Panhoca, 2002).

No campo das deficiências, porém, o trabalho em grupo ainda é incipiente e impregnado de concepções como as que acreditam que as pessoas deficientes necessitam de atendimento individualizado, com pouca estimulação.

Essa forma de conceber a atuação com sujeitos deficientes tem seus fundamentos nos primórdios – por volta de 1800 – da educa-ção especial (Baptista e Oliveira, 2002). Embora Itard e Seguin, precur-sores da educação especial, acreditassem que seus alunos precisassem participar da sociedade, eles defendiam a prontidão para isso, ou seja, o grupo social acolheria o sujeito à medida que ele aprendesse a parti-cipar desse grupo, de maneira que o aprendizado ocorreria individual-mente e em etapas, sucessivas, de treinamento.

Essas marcas ainda hoje povoam o imaginário da educação e da clínica de autismo[1], fazendo os profissionais acreditarem que pro-cedimentos como esses levarão os alunos/pacientes a aprender a estar em grupo, para depois poderem ser socialmente inseridos.

Tal modo de encarar o tratamento de autistas é retratado já nos primeiros estudos, em 1943, quando Kanner (1997)[2] descreve seus primeiros casos clínicos, apoiando-se em dados da medicina da época.

Desde então, os estudos na área vêm destacando todos os im-pedimentos a uma colocação social do autista: hipersensibilidade aos estímulos exteriores (Gikovate, 1999); falha na constituição psíquica (Kupper, 2003); questões orgânicas diversas (Schwartzman, 2003); incapacidades de ordem cognitiva (Frith, 1989).

A educação de sujeitos autistas, no Brasil, tem sido conduzida, predominantemente, por um método desenvolvido nos Estados Unidos em 1972, chamado TEACCH (Treatment and Education of Autistic and Related Communication Handicapped Children), regido por proposições teóricas behavioristas (Lewis e Leon, 1995). Nesse modelo educacional, atividades grupais não são valorizadas, entendendo-se o grupo como um conjunto de pessoas que desenvolvem atividades "umas ao lado das outras".

Portanto, na história da educação especial (hegemônica), o grupo terapêutico não é visto como uma possibilidade de trabalho voltado a sujeitos autistas.

Assim como na educação especial, o autismo também é foco de interesse no campo da fonoaudiologia e dos estudos da linguagem, áreas em que diversas pesquisas vêm sendo realizadas e distintos referenciais teóricos têm norteado as práticas terapêuticas (Lamônica, 1991; Miguel, Braga-Kenyon e Braga-Kenyon, 2002; Fernandes, 2003; Perissinoto, 2003; Cardoso e Fernandes, 2004).

Entres esses trabalhos, destacamos os de Fernandes (2003) e de Cardoso e Fernandes (2004), cujos olhares se voltam para a atuação em grupo com crianças autistas. As autoras analisam o grupo sob uma ótica quantitativa, concluindo que ele fornece um contexto lingüístico diferente da terapia individual, embora não se configure como um modo terapêutico fundamental no processo de desenvolvimento social e de linguagem dos sujeitos autistas. Estes, então, continuam sendo vistos – tanto na área da educação quanto na da fonoaudiologia – como impossibilitados de serem trabalhados em grupo e incapazes de se socializar.

Contrapondo-se a essa "ordem vigente", este trabalho assume uma concepção social de ser humano apoiando-se na perspectiva histórico-cultural que tem em Vygotsky seu principal expoente, sobretudo quando defende que o desenvolvimento humano ocorre nas relações sociais, mediadas pelo outro, pela linguagem e pelos instrumentos disponibilizados. Defende-se aqui, portanto, que os comprometimentos do sujeito autista podem ser parcialmente superados nos processos educacional e terapêutico, levando os sujeitos à inserção no grupo social.

Para Vygotsky (2000), o processo de individuação é decorrente da conversão dos dizeres e fazeres sociais ao interior dos sujeitos, caracterizando-se por um processo dialético. Assumindo essa perspectiva teórica, Panhoca (2002) mostra que o trabalho fonoaudiológico grupal é efetivamente eficaz uma vez que o grupo:

- permite trocas afetivas, sociais, lingüísticas e cognitivas;
- possibilita conhecimento partilhado e construções conjuntas;
- favorece o exercício da observação, percepção, atenção e memória;
- favorece o desenvolvimento de processos psíquicos fundamentais como identificação/diferenciação;
- possibilita o desenvolvimento de atitudes altruístas e solidárias, além da aquisição de regras de socialização e de convivência social.

Seguindo com tal linha de pensamento, a autora enfatiza que é necessário:

> Desenvolver uma proposta de trabalho em grupo, não apenas pensando em se atender a demanda por parte da comunidade, mas pensando, principalmente, em desenvolver parâmetros de cientificidade já que o contexto grupal é, sem dúvida, por si só, destinado ao trabalho com linguagem, porque nesse contexto a linguagem é exercida socialmente, configurando-se ao mesmo tempo como ferramenta para novas aquisições e como produto de atividades e usos ocorridos anteriormente, num contínuo que leva a "alterações" que possibilitam o crescimento social, cognitivo e lingüístico de seus membros. (Panhoca, 2002, p. 17)

Com base também nesse referencial teórico-metodológico, alguns pesquisadores têm se ocupado das terapias em grupo para sujeitos com diferentes deficiências, como surdos (Lodi, 2004) e deficientes mentais (Freitas, 2002).

Wolfberg (1999), na contramão da educação especial vigente, vem trabalhando na perspectiva sócio-histórica com grupos de crianças autistas nos Estados Unidos. Esse trabalho considera fundamental a mediação, tanto no processo de constituição do brincar das crianças quanto no aprimoramento da interação entre elas e um adulto mediador.

O método de coleta de dados e os sujeitos

Para este trabalho, tomamos como material a transcrição de sessões de terapia fonoaudiológica realizada com um grupo de sujeitos autistas, formado por quatro crianças na faixa de 4 a 8 anos. Os nomes aqui colocados são fictícios a fim de garantir a privacidade dos sujeitos.

As sessões terapêuticas, semanais e com cerca de trinta minutos de duração, foram realizadas em uma instituição clínica, de caráter filantrópico, localizada em uma cidade do interior do estado de São Paulo.

Após serem videogravados, os episódios foram transcritos e selecionados para atender ao objetivo desta pesquisa. Realizou-se análises qualitativas, pautadas em uma abordagem microgenética (Góes, 2000).

Sujeitos da pesquisa

Maria: 7 anos, mora com os pais e tem uma irmã. Para se comunicar, utiliza movimentos corporais como pular no colo de alguém quando quer carinho ou atenção. Em alguns momentos, parece compreender tudo o que lhe é falado; depois, parece se desligar totalmente da linguagem do outro. Além disso, apesar de alguns indícios de que há certa compreensão, nem sempre ela obedece à solicitação ou executa o que é pedido. Apresenta movimentos estereotipados, mímico-faciais exacerbados, sem função comunicativa aparente, bruxismo, vocalizações guturais, em alguns momentos, com função comunicativa e, em outros, sem função comunicativa. A freqüência dos movimentos varia conforme o interesse que a atividade proposta lhe causa: quando existe mais interesse, há menos movimento.

Pedro: 4 anos, mora com os pais e é filho único. Comunica-se por movimentos corporais e vocalizações sem articulação compreensível. Há indícios de que compreende tudo o que lhe é falado, pois realiza ações solicitadas. Observa-se comportamento hiperativo e hábitos como olhar pelos buracos (fechadura, pia, ralo etc.), manipulação perseverativa de torneiras da pia do banheiro e de válvulas de descarga de vasos sanitários. Quanto à relação social, em muitos momentos, especialmente quando não está entretido em suas ações estereotipadas, aceita contato, toque, dirige olhar e realiza atividade compartilhada.

João: 8 anos, mora com os pais, com o avô materno e tem um irmão de 1 ano. Apresenta comunicação ainda bastante incipiente, sem conseguir se fazer entender na maioria das situações. Nas poucas vezes em que sinaliza comunicação, o faz com auto e heteroagressão. Dá poucos sinais indicativos de compreender o que lhe está sendo dito, ficando em muitos momentos alheio ao contexto, envolvido em movimentos estereotipados com mãos, corpo, boca e face. No que concerne à relação social, aceita o toque e, em raros momentos, aproxima-se do outro, parecendo querer deitar no colo ou encostar-se.

Lucas: 6 anos, mora com os pais e quatro irmãos. Comunica-se utilizando a mão do outro para executar ações que ele deseja, emitindo vocalizações ora sem fala articulada (produzindo, por exemplo, sons que parecem canções ou gritos), ora com fala articulada e contextualizada, como "tchau", "dá". Além disso, observa-se ecolalia imediata. Ele demonstra compreender o que lhe é falado. Com relação ao comportamento, há momentos de tranqüilidade e de capacidade de focar atenção nas atividades propostas e momentos de agitação e heteroagressividade, quando mostra-se disperso.

Resultados

O conjunto dos dados nos permitiu a seleção de episódios que marcam momentos nos quais o grupo foi significativo durante o processo terapêutico, situações que mostram como esses sujeitos podem interagir entre eles e com o terapeuta.

Tais episódios evidenciam que os sujeitos ensaiam momentos interativos entre si, buscando contato físico, negociando espaço e atenção do terapeuta, aprendendo a usar gestos e principalmente compartilhando sentidos.

Nota-se que o papel do terapeuta foi fundamental para a significação tanto das ações dos sujeitos quanto das possibilidades interativas entre eles, sendo que, na maior parte dos episódios analisados, observaram-se gestos, ações e oralidade, por parte do terapeuta, que buscava ampliar as ocorrências de interatividade grupal.

No primeiro episódio que apresentaremos, estavam presentes na sala de terapia: a terapeuta, Pedro, João, Maria, Lucas e a professora das crianças, que filmava a sessão.

Episódio 1

A fonoaudióloga e João estavam em cima de uma bola de borracha em formato oval, normalmente usada em sessões de fisioterapia, colocada no canto da sala.

A fonoaudióloga diz: "João, estamos em cima do cavalinho, olha, estamos cavalgando" [senta e faz os movimentos como se cavalgassem].

Enquanto isso, Pedro, Maria e Lucas manipulam outros objetos espalhados pela sala.

Pouco depois, Maria se aproxima e tenta, por várias vezes, empurrar João, tirando-o de cima da bola. A fonoaudióloga, então, pergunta: "Maria, você quer brincar também? Não precisa empurrar o João, dá para todo mundo brincar" [tenta equilibrar os dois em cima da bola].

Maria segue empurrando João, que se afasta logo em seguida. Ela se acomoda junto com a fonoaudióloga em cima da bola, que continua a brincadeira de cavalgar com a menina.

Fonoaudióloga: "Então agora nós que vamos cavalgar, vamos, pula cavalinho, pocotó, pocotó, pocotó, pocotó" [segura Maria sentada na bola como se estivessem montadas a cavalo, fazendo os movimento de cavalgar].

Maria logo desiste de brincar e a fonoaudióloga, ao ver João vagando pela sala, chama-o para continuar a brincadeira, ajudando-o a sentar novamente na bola.

Ao sentar-se, João começa a movimentar lentamente o corpo, com movimentos para as laterais, e a fonoaudióloga diz: "Ah, João, agora você quer brincar de navegar? Então nós estamos em um navio navegando" [incentiva o movimento de balanço de navio nas ondas do mar].

Neste momento, Maria, que perambulava pela sala, vai novamente em direção à bola e tenta sentar-se junto com a fonoaudióloga e com João. Ela empurra João várias vezes, mas ele não se levanta. A fonoaudióloga coloca-a sentada e, desta vez, os dois aceitam ficar juntos com ela em cima da bola. E as ações continuam sendo significadas pela fonoaudióloga, que as interpreta como atividades intencionais de quem procura brincar em conjunto.

A fonoaudióloga depois comenta: "Agora estamos todos no navio, navegando pelo mar tranqüilo" [segue com os movimentos lentos sobre a bola, de uma lateral a outra]. A brincadeira de navegar continua por mais alguns segundos, até que João se levanta e Maria em seguida também.

Os dados mostram que os sujeitos se beneficiam dos trabalhos em grupo, ocasiões nas quais buscam estabelecer relações, embora ainda incipientes.

Neste episódio, observamos que Maria ensaia interações ao disputar a brincadeira de balançar a bola com João, utilizando, para isso, ações como empurrar, na tentativa de ganhar espaço com a terapeuta em cima da bola.

No início dessa situação, João recusa-se a brincar junto com Maria, desistindo da brincadeira quando ela assume um espaço em cima da bola. Entretanto, no final da situação, depois da insistência e da mediação da fonoaudióloga, eles aceitam a brincadeira em conjunto, ficando por um tempo juntos sobre a bola.

Em tal processo, portanto, a fonoaudióloga exerceu papel fundamental, incentivando e mostrando que os dois podiam brincar juntos, colocando-os na bola, lado a lado.

No primeiro episódio, notamos ainda que Maria utiliza-se de ações para se comunicar, aproximando-se da fonoaudióloga e de João (por duas vezes) para tentar tirá-lo de cima da bola e poder brincar com ela. Dessa maneira, Maria mostra reconhecer/perceber a existência de João, deixando clara, também, a vontade de substituí-lo na brincadeira. Ela não se utiliza de recursos comunicativos gestuais ou orais, mas ensaia formas de inserir-se na relação entre João e a fonoaudióloga.

Destaca-se então o papel da mediação da fonoaudióloga, no momento em que ela diz a Maria que eles poderiam brincar em grupo e nas tentativas de colocá-los juntos em cima da bola. Tal mediação mostra-se efetiva, observando-se que no primeiro momento João resiste à interação, afastando-se quando Maria consegue sentar-se na bola. No momento seguinte, porém, ele aceita permanecer, formando-se assim um trio na brincadeira.

Episódio 2

Em um segundo momento, os integrantes do grupo que iniciam momentos de interação são Lucas e Pedro. No começo do episódio, eles manipulavam o mesmo brinquedo, um carrinho de bombeiro. Apesar de estarem sentados perto um do outro e segurando o mesmo objeto, não demonstravam indícios de interação. Não trocavam olhares, ações, gestos, toques, e também não desenvolviam nenhuma atividade; apenas olhavam, os dois, para o mesmo brinquedo.

Nesse episódio, estavam na sala a fonoaudióloga, Maria, João, Pedro, Lucas e a professora das crianças, que filmava as atividades.

Pedro e Lucas manipulam um carrinho de bombeiro. A fonoaudióloga se aproxima e tenta significar as ações dos dois.

Ela diz: "O bombeiro vai apagar o fogo?"

Nesse momento, Maria pula nas costas da fonoaudióloga, que a chama para brincar, mas a menina se levanta e dirige-se para outro canto da sala.

Enquanto isso, Pedro deita o carrinho de bombeiro e a fonoaudióloga atribui um significado àquela ação: "Pedro, você está consertando o carro de bombeiro? Por que você não pega uns parafusos para prender as rodas?" [pega algumas peças de madeira que estavam no chão e faz gesto de parafusar as rodas].

Lucas continua observando. Pedro pega as peças e começa a imitar a fonoaudióloga, fazendo gestos como se parafusasse a roda do carrinho de bombeiro.

Nesse momento, Lucas põe a mão em cima da mão que Pedro está usando para agir, passando a rosquear junto com ele o parafuso. Em seguida, Lucas procura entre os brinquedos que estão no chão uma peça igual à usada pela fonoaudióloga e por Pedro para parafusar. Pega a peça e, em seguida, começa a rosquear a outra roda do carrinho.

Lucas gira duas vezes a roda do carrinho e a fonoaudióloga sugere que deitem-no do lado oposto para consertar as outras rodas: "Então vamos virar; temos de consertar do outro lado, as outras rodas" [vira e começa a consertar].

Os meninos continuam a consertar até que levantam o carrinho e começam a empurrar juntos, e a ação é mais uma vez interpretada como uma brincadeira:

Fonoaudióloga: "Agora vocês vão apagar o fogo, né?"

Lucas acompanha por poucos instantes a brincadeira e levanta-se em seguida, dirigindo-se ao rádio para ligá-lo.

Neste segundo episódio, é possível notar que Pedro e Lucas manifestam interesse pelo mesmo brinquedo, mas não interagem entre si: não trocam olhares, não fazem gestos em função do outro, não participam de ações conjuntas. Por exemplo, no momento em que Pedro toca a porta do carrinho de bombeiro, Lucas gira a roda do mesmo carrinho incessantemente.

Entretanto, no momento em que a fonoaudióloga passa a atribuir significado à ação dos meninos, propondo novos modos de ação (consertar), eles não apenas aceitam a sugestão da atividade como também passam a apresentar incipiente forma de relação entre eles – o que fica claro na ação de Lucas ao tocar a mão de Pedro, imitando-o nas tentativas de rosquear o parafuso e empurrar o carrinho.

Episódio 3

No episódio 3, estavam na sala de terapia a fonoaudióloga, Maria, João, Lucas, Pedro, uma das professoras das crianças que participava da atividade e a professora que filmava.

João estava entretido com um pedaço de papel; Lucas circulava pela sala, afastado dos outros membros do grupo; e Maria insistia em permanecer em cima do pescoço da fonoaudióloga, que tentava soltar-se. Enquanto isso, Pedro abria as portas do armário embutido, entrando dentro dele.

Lucas se aproxima, tentando abrir o armário, mas desiste logo. A professora, notando que Pedro estava fechado lá dentro, diz: "Olha o Pedro dentro do armário".

Nesse momento, a fonoaudióloga se levanta, erguendo Maria, e vai até o armário, perguntando: "Você está brincando de esconde-esconde?" [abre o armário junto com Maria]. Comenta em seguida: "Encontramos o Pedro".

Maria observa a ação, porém logo se dispersa e Pedro fecha-se novamente dentro do móvel.

A fonoaudióloga diz mais uma vez: "Achei o Pedro de novo. Pedro, agora você sai que é a minha vez de esconder".

Pedro abre o guarda-roupa e a fonoaudióloga diz: "Você me achou, Pedro, agora você vai se esconder de novo?"

A fonoaudióloga vai em direção a Maria e a convida para continuar a brincadeira, levando-a pela mão para perto do armário. Maria "aceita" o convite, acompanhando a fonoaudióloga.

Depois de Pedro se fechar dentro do armário, novo comentário.

Fonoaudióloga: "Te achamos de novo. Agora é a nossa vez" [ajuda Pedro a sair do guarda-roupa e entra no armário com Maria].

Então, a fonoaudióloga e Maria se fecham no móvel e Pedro se dispersa, sem voltar para abrir a porta. A professora, percebendo que ele estava se afastando da atividade, chama-o de volta e o incentiva a procurar a fonoaudióloga e Maria.

Professora: "Vem, Pedro, vem encontrá-las; vem que eu te ajudo" [pega-o pela mão e abre com ele a porta do armário]. "Encontramos elas!"

Novamente Pedro entra no armário e a fonoaudióloga vai em direção a Lucas, chamando-o para brincar também. Ele resiste, mas acompanha a fonoaudióloga em direção ao guarda-roupa, como se aceitasse participar da brincadeira. Lucas entra no jogo, revezando-se para esconder-achar, de mão dada com a fonoaudióloga, que o guia na brincadeira. A brincadeira continua por mais alguns instantes.

No início do episódio, notamos que as quatro crianças realizam atividades de maneira individualizada e dispersa. Lucas, ao observar que Pedro havia entrado no armário, vai em sua direção e tenta abrir o móvel; sem sucesso, porém, desiste. Nesse momento, a fonoaudióloga percebe a tentativa de Lucas e propõe uma brincadeira em conjunto: esconde-esconde, aproveitando-se do que acontecia em volta e buscando dar um significado àquela movimentação desordenada que ocorria na sala.

Ao iniciar a brincadeira, a fonoaudióloga preocupa-se com a participação de Maria e também chama Lucas. Maria aceita o convite no início do jogo Lucas continua afastado dos outros integrantes do grupo, mas resolve participar no decorrer da brincadeira.

Discussão

Os dados obtidos nesta pesquisa evidenciam que o grupo se coloca como importante modalidade de atendimento para crianças autistas. Configura-se como um rico espaço onde se cria a necessidade do uso da comunicação entre os sujeitos, uma vez que eles passam a precisar disputar a atenção do terapeuta e a utilização dos brinquedos – por exemplo, quando Maria, necessitando de formas e estratégias de comunicação, fez uso de ações de empurrar para *dizer* que também queria brincar.

Além disso, o grupo, pela possibilidade de partilhas (criança–criança; terapeuta–crianças), oferece ricos momentos de mediação social (considerada, aqui, a figura do terapeuta), de mediação semiótica (considerada a linguagem) e de mediação instrumental (considerados os brinquedos, objetos e outras "ferramentas sociais"). Tal "conjunto mediador" favorece o desenvolvimento geral e lingüístico dos sujeitos (Vygotsky, 2000).

O papel da mediação fica evidenciado nos momentos em que os sujeitos buscam contato, se abraçam, empurram, ensaiam interações entre eles e com o terapeuta, mostrando-se como crianças que, embora de maneira incipiente – e com inegável dificuldade de relação social –, podem vir a se relacionar com o outro, a olhar para o outro, a desejar estar junto, como vimos no primeiro episódio, quando Maria tenta insistentemente participar da atividade em que João estava inserido.

O contato entre eles ainda não se configurou como relação efetiva, mas tivemos indícios de que uma relação pode vir a se constituir no decorrer do processo terapêutico-fonoaudiológico. Vygotsky (2000) nos lembra de que o desenvolvimento é impulsionado conforme a mediação leva à internalização de significações, de formas de ação, de modos de participação.

Enfocando o processo de conversão interna (internalização), destacamos a imitação como possibilidade de desenvolvimento fortemente favorecida pelo contexto grupal. No grupo, a "imitação" de gestos e atitudes pode levar a novas formas de ação, como vimos no episódio 2, quando Lucas reproduz ações ocorridas na inter-relação de Pedro com a terapeuta.

É importante destacar, ainda, que o grupo abre possibilidades de partilha de processos de significação, ilustrados nos três episódios, com a terapeuta atribuindo significados às ações dos sujeitos, interpretando-as como brincadeiras, gestos e dizeres culturalmente estabelecidos. Essa atribuição de sentidos, ao longo da sessão terapêutica, é dirigida ora a um, ora a outro integrante do grupo, a depender do objeto que manipulam e das ações que desenvolvem.

Wolfberg (1999) já apontava a atividade mediada como condição fundamental para a ampliação das interações sociais e a constituição do brincar de crianças autistas.

Os episódios aqui analisados mostram, portanto, que, no caso de sujeitos autistas, o uso de instrumentos e as iniciativas de interação só se efetivam com a mediação do terapeuta, que é quem *empresta voz* às ações dos sujeitos, atribuindo sentido ao que ainda não é reconhecido, pelo grupo, como significativo.

Considerações finais

O trabalho de grupo com sujeitos autistas mostra-se peculiar em relação às demais formações grupais, com outros sujeitos e outras patologias.

Aqui, o que marca a diferença diz respeito principalmente à sua dificuldade (inegável) de estabelecer relações com outros. Por isso, atuar junto a grupos de pessoas autistas demanda do fonoaudiólogo uma participação bastante "especial", uma vez que cabe a ele atribuir significado às situações, constituindo significados e contextos de modo que ações e gestos façam sentido efetivo e "real".

Considerando a falta da oralidade em muitos dos sujeitos, a fala do fonoaudiólogo precisa ocupar as lacunas, interpretando o sujeito que tenta falar, buscando constituí-lo como membro do coletivo.

Tais ações, por parte do fonoaudiólogo, mostram que ele representa o sujeito-autista como capaz de interagir e de compartilhar sentidos. Implementando ações/situações de atividades conjuntas e construindo um "tecido narrativo" que dê significado às ações (inicialmente desordenadas) que ali transcorrem, o fonoaudiólogo insere os sujeitos nesse tecido, tirando-os da condição de "ser-que-não-interage".

A terapia fonoaudiológica grupal para os sujeitos autistas se configura como grande desafio, carregado de incertezas e impossibilidades. Por outro lado, tal forma de trabalho, para os sujeitos aqui enfocados, mostrou-se bastante promissora, como vimos no caso dos episódios analisados. Essa modalidade de intervenção terapêutica tem potencial para contribuir com a construção de "seres na/da linguagem", capazes de vir a se inserir socialmente e de co-construir a própria história de vida.

Notas

[1] Transtorno Invasivo do Desenvolvimento (CID-10, 1996); Distúrbios Globais do Desenvolvimento (DSM TR-IV 2002).

[2] Reedição do trabalho original de Kanner.

Referências bibliográficas

BAPTISTA, C. R.; OLIVEIRA, A. C. de. "Lobos e médicos: primórdios na educação dos 'diferentes'". In: BAPTISTA, C. R.; BOSA, C. *Autismo e educação: reflexões e propostas de intervenção.* Porto Alegre: Artmed, p. 93-110, 2002.

CARDOSO, C.; FERNANDES, F. D. M. "A comunicação de crianças do espectro autístico em atividades em grupo". *Pró-fono Revista de Atualização Científica,* Barueri, v. 16, n. 1, p. 67-72, jan./abr. 2004.

CORRÊA, M. B. "Considerações sobre terapia em grupo na clínica fonoaudiológica". In: LIER-DE VITTO, M. F. (org.). *Fonoaudiologia no sentido da linguagem.* São Paulo: Cortez, p. 39-48, 1997.

FERNANDES, F. D. M. "Um estudo longitudinal da oficina de linguagem como proposta de intervenção para crianças com transtornos do espectro autístico". *Sociedade Brasileira de Fonoaudiologia,* São Paulo, ano 8, v. 8, n. 2, p. 64-72, dez. 2003.

136 SANTANA · BERBERIAN · GUARINELLO · MASSI

FREITAS, A. P. "A produção narrativa em casos de síndrome de Down: um estudo da dinâmica interativa entre educadores e pares". In: LACERDA, C. B. F. e PANHOCA, I. *Tempo de fonoaudiologia III.* Taubaté: Cabral, p. 55-72, 2002.

FRITH, U. *Autism: explaining the enigma.* Oxford: Brasil Blackwell, 1989.

GIKOVATE, C. G. *Problemas sensoriais e de atenção no autismo: uma linha de investigação.* 1999. Dissertação (Mestrado em Psicologia Clínica) – Departamento de Psicologia, PUC, Rio de Janeiro.

GÓES, M. C. R. "A abordagem microgenética na matriz histórico-cultural: uma perspectiva para o estudo da constituição da subjetividade". *Caderno Cedes*, Campinas, v. 20, n. 50, p. 9-25, abr. 2000.

KANNER, L. "Os distúrbios autísticos do contato afetivo". In: ROCHA, P. S. *Autismos.* São Paulo: Escuta, p. 111-70, 1997.

KUPPER, M. C. M. "Intervenções no autismo a partir da psicanálise". In: *Temas sobre Desenvolvimento*, São Paulo, v. 12, suplemento especial, p. 25-7, ago. 2003. II Encontro de Estudos do Desenvolvimento Humano em Condições Especiais.

LAMÔNICA, D. A. C. *Utilização de variações do ensino incidental para promover o aumento de habilidades lingüísticas de uma criança diagnosticada autista.* 1991. Dissertação (Mestrado em Educação do Indivíduo Especial) – Departamento de Educação Especial, Universidade Federal de São Carlos (UFSCAR), São Carlos, São Paulo.

LEWIS, S. M. dos S.; LEON, V. C. de. "Programa TEACCH". In: SCHWARTZMAN, J. S e ASSUMPÇÃO JR., F. B. *Autismo infantil.* São Paulo: Memnon, p. 233-63, 1995.

LODI, A. C. B. *A leitura como espaço discursivo de construção de sentidos: oficinas com surdos.* 2004. Tese (Doutorado em Lingüística Aplicada e Estudos da Linguagem) – Departamento de Lingüística, PUC, São Paulo.

MIGUEL, C. F.; BRAGA-KENYON, P.; BRAGA-KENYON, S. E. "Uma introdução ao sistema de comunicação através de trocas de figuras (PECS)". In: CAMARGOS JR., W. *Transtornos invasivos do desenvolvimento – 3º milênio.* Brasília: Corde, 2002.

PANHOCA, I. "O grupo terapêutico-fonoaudiológico e sua articulação com a perspectiva histórico-cultural". In: LACERDA, C. B. F. e PANHOCA, I. *Tempo de fonoaudiologia III.* Taubaté: Cabral, p. 15-24, 2002.

PERISSINOTO, J. *Autismo.* São José dos Campos: Pulso, 2003.

SCHWARTZMAN, J. S. *Autismo infantil.* São Paulo: Memnon, 2003.

VYGOTSKY, L. S. "Fundamentos em defectologia". In: VYGOTSKY, L. S. *Obras escogidas V*. Madri: Visor, 1997.

_____ . *Formação social da mente*. São Paulo: Martins Fontes, 2000.

WOLFBERG, P. J. *Play and imagination in children with autism*. Nova York: Teachers College, 1999.

7. O grupo terapêutico em fonoaudiologia: uma experiência com pessoas adultas

Silvia Friedman
Maria Consuêlo Passos

Apresentação

Nos últimos anos, a fonoaudiologia tem procurado consolidar seu corpo teórico de acordo com demandas que surgem da clínica, da saúde pública e de diferentes serviços que solicitam sua assessoria como o escolar, o teatral, o empresarial etc. À medida que as demandas se diversificam, os fonoaudiólogos cada vez mais se dão conta do descompasso que se cria entre as atuações e os fundamentos teóricos e metodológicos já estabelecidos para sustentar a práxis. Isso torna clara a necessidade de implementação conceitual em várias frentes, pautada em reflexões epistemológicas que indiquem as possíveis irregularidades, lacunas e até mesmo as fragilidades de seu corpo teórico.

Ao lado da necessidade de consolidação teórica, pode-se verificar uma grande quantidade de serviços prestados à sociedade – sobretudo na área da saúde – que, como já tem sido fartamente debatido, pautam-se em uma lógica organicista, oriunda da convivência com a medicina. Mas esse não é o único tipo de convivência estabelecido com a fonoaudiologia; também a lingüística e a psicologia vêm contribuindo com a geração de caminhos teóricos capazes de fundamentar o campo fonoaudiológico e, mais recentemente, a psicanálise tem sido convidada ao diálogo, contribuindo para repensar os fundamentos da fonoaudiologia na dimensão da clínica. É nesse lugar que o estudo do grupo terapêutico se insere no presente capítulo.

Trata-se de um estudo que se impõe cada vez mais, por ser possível constatar o caráter imprescindível dos grupos como dispositivos de mobilização das dinâmicas inter e intra-subjetivas, o que, por sua vez, é importante para a superação de problemas de fala e linguagem – como no caso da gagueira, conforme mostraremos adiante. Estudo que se impõe, também, porque os fundamentos dessa modalidade interacional são ainda incipientes para dar conta das demandas emergentes nas várias frentes de atuação fonoaudiológica.

Algumas iniciativas na direção dessa fundamentação já vêm sendo empreendidas com bons resultados, como as de Penteado *et al.* (2005), Panhoca e Penteado (2003), e Roncato e Chun (2002). No entanto, entendemos que o grupo terapêutico em fonoaudiologia é matéria importante que necessita ainda de melhor sistematização, de modo a permitir um uso operacional baseado em dimensão teórica e metodologia próprias à área dos problemas de linguagem.

Nesse sentido, sem a pretensão de criar uma abordagem teórica nova, visamos fundamentar um trabalho terapêutico na clínica fonoaudiológica com gagueira com base em alguns princípios conceituais oriundos da psicanálise de grupo. A escolha dessa abordagem não é aleatória; ocorre pela convicção de que é na psicanálise que vamos encontrar o conjunto de noções que engendram, ao mesmo tempo, um conhecimento teórico e os fundamentos para a operacionalização do grupo em diferentes versões. Isso pode verificar-se em alguns temas de dissertações de mestrado orientadas por Maria Consuêlo Passos, como o grupo terapêutico com crianças e com família na saúde pública (Lores, 2000), a implicação da família em um caso de retardo de linguagem (Madureira, 1999) e a intervenção fonoaudiológica familiar em um caso de afasia (Oliveira, 2001).

Dentro da psicanálise, a opção é pelo referencial teórico de René Kaës (1997), psicanalista contemporâneo que se baseia nas premissas deixadas sobre grupo por Freud para criar uma metapsicologia do espaço grupal. Nela, ressalta, sobretudo: a dimensão inconsciente; as forças propulsoras dos vínculos intersubjetivos; a constituição do sujeito no espaço interpsíquico; a constituição de uma grupalidade intrínseca ao psiquismo; a estruturação teórica e metodológica do espaço terapêutico de grupo, entre outros temas importantes para o delineamento do trabalho com grupos.

Kaës preconiza que a dimensão inconsciente se constitui no grupo de acordo com o jogo de identificações e projeções que mobiliza todos os membros. Esse jogo organiza as operações e o funcionamento integrado das subjetividades. Ele diz:

> Nascemos para o mundo já como membros de um grupo, ele próprio encaixado em outros grupos e com eles conectado. Nascemos elos no mundo, herdeiros, servidores e beneficiários de uma cadeia de subjetividades que nos precedem e de que nos tornamos contemporâneos: seus discursos, sonhos, seus recalques que herdamos, a que servimos e de que nos servimos, fazem de cada um de nós os sujeitos do inconsciente submetidos a esses conjuntos, partes constituídas e constituintes desses conjuntos. (1997, p. 106)

Nessa afirmação, o autor deixa patente a força propulsora do outro, daqueles que nos precedem e também daqueles com quem convivemos. Deixa, principalmente, evidente que tal força advém dos desejos inconscientes, dos recalques, fantasias etc. São esses elementos que constituem os elos de uma cadeia, quer dizer, os vínculos intersubjetivos. É nessa perspectiva que os grupos nos revelam os investimentos afetivos recíprocos, como movimento que permite aos sujeitos se reconhecerem mutuamente e se vincularem.

A organização e funcionamento do grupo tem, segundo Kaës, semelhança com os dispositivos que organizam o aparelho psíquico. Para ele, há um sentido de grupalidade que mobiliza os dispositivos, e a isso denominou grupalidade psíquica.

Essas referências construídas fundamentadas em estudos do psiquismo se prestam a uma articulação com a fonoaudiologia em vários sentidos. Em primeiro lugar, porque apresentam uma visão do grupo como paradigma dos sistemas de vínculos intersubjetivos, ou seja, das possibilidades de se relacionar com os outros. Isso abre as portas para a compreensão da maneira como o sujeito se vincula ao outro, especialmente, no que se refere ao outro encarnado pela autoridade parental, constituindo elemento fundamental para a compreensão da emergência de um sintoma.

Tais referências permitem também a apreensão da relação da criança com outras crianças, fundamento importante para compreender a forma como ela se situa no mundo com base em um lugar/posição próprios. Ainda possibilitam ao fonoaudiólogo a apreensão da linguagem da criança e do adulto não só no espaço da parentalidade, mas em sua expressão na dinâmica do grupo. Facilitam a compreensão do terapeuta sobre o sintoma da criança e do adulto, e os recursos usados por eles para se comunicar no grupo. Permitem a apreensão do sintoma quando este tem sua gênese em relações familiares disfuncionais etc.

Essas referências teóricas podem ser pensadas, ainda, como esteio para a criação de um método de trabalho com grupos em fonoaudiologia. Nesse caso, pode-se considerar a construção de um setting no qual seja possível contemplar uma concepção de terapêutico, de intersubjetividade, de contrato, de composição de grupo e, sobretudo, de escuta do grupo.

Embora o grupo em fonoaudiologia seja mais freqüentemente usado como operador clínico, os constructos teóricos e metodológicos que apresentaremos neste texto se prestam também ao trabalho com famílias, com grupos de diferentes finalidades na saúde pública, com a formação de equipes institucionais. Enfim, constituem-se como subsídio para a compreensão das diferentes formas de expressão intersubjetiva.

Fundamentos para o trabalho com grupos

A preocupação com os estudos sobre grupo, mais particularmente nas ciências humanas e na saúde, tomou força com o aparecimento das grandes crises mundiais, quando se tornou imperativo o trabalho com agrupamentos por conta da escassez de agentes de saúde. Foi especialmente sob o efeito da primeira grande guerra mundial que Freud iniciou suas reflexões sobre o funcionamento grupal, ressaltando, no texto *Totem e tabu*, de 1914, a questão da autoridade (patriarcal, no caso), as identificações, as idealizações, as ações conjuntas, a coesão grupal etc.

Embora os estudos psicológicos e psicanalíticos sobre grupo não tenham o mesmo estatuto dos estudos voltados para o individual, eles sempre foram e serão objeto de preocupação, sobretudo em momentos históricos marcantes ou situações em que os agrupamentos, o sentido de coletividade, ou mesmo os enlaçamentos afetivos se tornam verdadeiras estratégias de sobrevivência em dada comunidade. Podemos citar os movimentos políticos como símbolos de contexto nos quais as ações dependem mais da força do coletivo do que das idiossincrasias dos indivíduos.

Atualmente no Brasil, sobretudo na saúde pública, as concepções de grupo, de coletivo, de equipe, estão na ordem do dia. Cada vez mais se constata a importância do trabalho grupal e se desenvolvem diferentes tipos de grupo: com crianças, pais, famílias, idosos, gêmeos, hipertensos etc. Tais trabalhos, muitas vezes, são desenvolvidos de modo intuitivo (Corrêa, 1997, p. 40), o que dificulta a obtenção dos resultados esperados. É necessário, portanto, que a formação desses grupos fundamente-se em concepções que permitam a focalização pretendida e a obtenção de resultados compatíveis com objetivos previamente delineados.

No caso da fonoaudiologia, essas concepções devem servir aos princípios de uma clínica ampliada,[1] que, sem negar as próprias bases etiológicas, sintomatológicas e terapêuticas, constitua abordagens próprias para a operacionalização de grupos. Em outros termos, o trabalho fonoaudiológico em grupo não pode ser visto apenas como forma de equacionar os custos de uma abordagem terapêutica e de lidar com o grande número de pacientes beneficiários em filas de espera. Deve antes ser assumido, intencionalmente, como um dispositivo que favoreça os resultados terapêuticos em muitos casos, pela capacidade de potencializar as interações e de fazer circular os sujeitos, promovendo o deslocamento de posições fixas que dificultam as atividades dialógicas.

Nesse sentido, entendemos que o grupo ressalta o papel do outro e facilita a expressão de alterações de linguagem, ao mesmo tempo em que pede intervenção do terapeuta para proporcionar mudanças de funcionamento lingüístico.

Afim de dar forma a uma proposição teórica dentro das bases delineadas, concebemos o grupo de acordo com os pressupostos de Kaës, segundo os quais:

> [...] o trabalho intersubjetivo em situação de grupo faz-nos deparar com a pluralidade das formas, dos conteúdos, e dos processos psíquicos que se conjugam no espaço psíquico individual, no espaço psíquico interindividual e no espaço psíquico do grupo. Temos de tratar da articulação entre sistemas psíquicos complexos, regidos por níveis de organização e de funcionamento heterogêneos. O fato de essa heterogeneidade ser parcial torna possíveis as continuidades entre as formações e processos de um espaço psíquico para outro. (1977, p. 99)

Em outras palavras, Kaës argumenta que o trabalho em grupo possibilita a troca permanente entre os sujeitos. E, para pensar essas trocas, é preciso levar em conta que cada pessoa conjuga em seu espaço psíquico individual formas, conteúdos e processos singulares, que se articularam em um espaço psíquico interindividual – que foram constituídos em interações com vários grupos ao longo da vida (família, escola, religião etc.). Isso significa que cada pessoa traz para o grupo um sistema psíquico complexo, com níveis de organização e funcionamento singulares. Essa singularidade, entretanto, não é absoluta, uma vez que se podem observar continuidades entre os processos psíquicos de diferentes pessoas.

Sendo assim, entendemos que o trabalho em grupo nos convoca a tratar da articulação entre sistemas psíquicos complexos, possível pelo gerenciamento de aspectos heterogêneos e homogêneos neles presentes.

A concepção de grupo delineada revela implicações importantes. Em primeiro lugar, ela permite a confrontação, no espaço terapêutico, das linhas de tensão entre as dimensões individual, interindividual, e o contexto geral do grupo, o que exige uma escuta nessas três dimensões. Tal fato impõe a investigação dos sentidos de uma escuta que, voltada para a complexidade das relações, possibilita ao terapeuta intervenções que incidam tanto no indivíduo quanto no conjunto de indivíduos, promovendo, como dissemos, o deslocamento de posições fixas que dificultam as atividades de fala.

Outro aspecto importante a ser considerado a respeito dessa concepção de grupo é o fato de que a rede que nele se forma facilita a expressão das identificações e das projeções entre os participantes (as quais evidenciam as homogeneidades e heterogeneidades dos sistemas psíquicos singulares). Isso permite, de maneira mais ampliada, a apreensão dos elementos de subjetividade que são constitutivos da sintomatologia de cada paciente. Essa rede possibilita que as intervenções do terapeuta ou dos outros membros do grupo possam, dependendo do momento e das circunstâncias de cada sujeito, funcionar como facilitadoras, simultaneamente, para mais de um elemento do grupo.

Dentro da concepção delineada há ainda mais um aspecto a ser considerado, segundo afirma Lores (2000, p. 50), conforme seu trabalho com grupos desenvolvido baseado em Kaës:

> O fonoaudiólogo compartilha sua função de intérprete com os outros membros do grupo. No entanto, cabe a ele a responsabilidade maior no papel de capturar os sentidos, evitando a dispersão provocada pelas alterações de fala/linguagem. A [pessoa] tratada em grupo, por sua vez, encontra-se frente ao outro-terapeuta e ao outro [paciente], podendo ora refletir-se, ora diferenciar-se.

A esse respeito, Schuell (*in* David, 2000, p. 28) afirma: "Quando o paciente consegue comunicar suas emoções ou compreender o que os outros pacientes sentem, sentimentos hostis tendem a diminuir e a ajuda neste aspecto torna-se incalculável".

Assim, o trabalho em grupo cria um jogo de reflexos que evidencia as manifestações sintomáticas dos pacientes ao mesmo tempo em que orienta a escuta e as intervenções terapêuticas. Esse jogo de reflexos potencializadores das funções terapêuticas pressupõe, para sua existência, uma espécie de conector como elemento que organiza a dispersão dos conteúdos manifestos pelos sujeitos. É com base nesse organizador que o terapeuta poderá interpretar os vínculos que se constroem no grupo e que sistematizam a força do grupo.

Para Kaës (1997), os organizadores psíquicos do grupo podem ser entendidos como formações inconscientes de certa complexidade, que dão sustentação e possibilitam a expressão dos vínculos de um agrupamento. Esses organizadores operam na ligação e integração (nos vínculos) entre os elementos do grupo, e, além disso, contribuem de maneira significativa para a transformação, seja dos membros individualmente ou do grupo em seu sentido coletivo.

Cada tipo de relação gera um tipo de vínculo. Relações familiares, por exemplo, geram vínculos conjugais, filiais, fraternais, entre outros. Vínculo é, portanto, uma relação entre dois psiquismos, que, por meio dos investimentos afetivos, é capaz de colocar em funcionamento processos de identificação, de oposição, de aliança, de submissão etc. com o outro.

O trabalho em grupo pressupõe que o terapeuta: focalize o potencial de vinculação de cada um; focalize o organizador psíquico passível de funcionar como elemento de integração, de convergência, de unidade do grupo; e, por fim, focalize os tipos de vínculos que se formam no grupo a fim de fortalecer os que mostram potencial para contribuir com transformações significativas dos membros ou do grupo na direção de objetivos previamente definidos. Todos esses fundamentos incidem no grupo terapêutico, potencializando as transformações necessárias, sejam elas de ordem psicológica ou de linguagem.

Concepção sobre gagueira

Compartilhando com Kaës a visão de que o sujeito se constitui no espaço interpsíquico, a gagueira é entendida aqui como um padrão de funcionamento discursivo que se constitui no processo de formação do sujeito e, sendo assim, implica relações intersubjetivas. É vista como um padrão que, do ponto de vista subjetivo, envolve sofrimento na produção de fala e, do ponto de vista intersubjetivo, sustenta-se por uma imagem estigmatizada de falante.

Para desenvolver esse ponto de vista é importante considerar, primeiro, que a capacidade humana de produzir fala envolve fluir, disfluir e gaguejar, e, nesse sentido, devemos distinguir gaguejar de disfluir a fim de evitar o uso aleatório dos termos (Oliveira, 2004).

Considerando fala como atividade que envolve uma relação de implicação entre o simbólico, o subjetivo e o social, entende-se que a fluência não se revela como funcionamento homogêneo e previsível, mas como "funcionamento cujos limites estão sujeitos a instabilidades [do tipo] lapsos, esquecimentos, hesitações, quebras e descontinuidades, que são parte integrante e ativa do que se pode entender como fluência de fala".[2] Isso significa que o modo espontâneo de falar se entretece entre fluir e disfluir com base nas relações inter e intra-subjetivas singulares.

Nesse sentido, entende-se disfluência como ocorrência de lapsos e rupturas na produção do discurso, determinados pelas condições subjetivas e intersubjetivas que envolvem os falantes e que não afetam nem se constituem problema para a pessoa que os produz, sendo antes sua forma possível de produzir certos trechos do discurso. Esses trechos geralmente se apresentam em um contexto de maior carga afetiva, são mais complexos quanto à sua organização lógica, envolvem o esquecimento de alguma palavra ou a concorrência entre palavras, não são do pleno domínio cognitivo do falante, entre outras possibilidades geradoras de rupturas discursivas.

A gagueira como sofrimento na produção da fala constitui-se na infância, em geral nos primeiros cinco anos de vida, período que corresponde à formação de uma imagem de si. E se constitui no contexto de relações intersubjetivas marcadas por forte carga afetiva, como as que se estabelecem nas relações parentais e nas escolares, sobredeterminadas por uma ideologia de senso comum que toma a fluência como absoluta (sem disfluências), à qual temos denominado ideologia de bem falar.[3]

Tal ideologia perpassa o imaginário social do cotidiano e sustenta relações de comunicação em que trechos de fala disfluente não são reconhecidos como linguagem, como se tivessem sentido; são reconhecidos apenas por sua forma. Essa recusa de sentido assume atitudes como: impaciência diante da fala da criança; solicitações para que fale com calma, para que respire antes de falar; arremedos; gozações e interpretação da fala como gaguejante.

Pelo fato de a condição de gaguejante carregar socialmente uma marca negativa, que desqualifica o sujeito, que o desacredita como falante capaz, podemos considerar que interpretar trechos disfluentes de fala como gaguejantes está investido de um potencial de rejeição que tem, por isso, força estigmatizadora, especialmente quando vivido em relações com alto valor afetivo (o que obviamente inclui as parentais).

A recusa de sentido ao trecho disfluente e a sua interpretação como forma gaguejante, portanto, coloca a criança em uma condição de desassemelhada, de diferente em relação aos outros falantes, levando-a a tentar corrigir a maneira de falar na busca saudável pela assemelhação.

De acordo com Azevedo e Freire (2001), como o fragmento discursivo disfluente não foi reconhecido pelo outro como linguagem (por seu sentido), não permite que a criança se mantenha no eixo da linguagem/fala em sua tentativa de corrigi-lo. Por ter sido reconhecido pela forma, favorece antes que ela se desloque para a esfera do corpo nessa tentativa. Assim:

> [...] o efeito da interpretação pode materializar-se no silenciamento da criança ou na transformação da tensão advinda desse silenciamento em movimentos como bater os pés, as mãos, movimentar a cabeça, contrair ou tensionar os órgãos fonoarticulatórios ou mesmo substituir palavras por outras tidas como mais fáceis. (Azevedo e Freire, 2001, p. 151)

Nessa condição, quanto mais a criança tenta corrigir sua fala disfluente, mais gera um padrão de fala cuja forma é passível de ser rejeitada pelos outros. O outro, nas palavras de Azevedo e Freire (2001, p. 152), passa a ser entendido pela criança como o que a interpreta desde sempre como gaga e como o que está em uma posição discursiva de falante ideal, que, em vez de doar sentido ao que ela diz, fiscaliza seu dizer.

Consideramos, assim, que relações intersubjetivas marcadas por alto valor afetivo, sobredeteminadas por uma ideologia de bem-falar que rejeita os trechos disfluentes, podem levar a criança a deparar-se com a diferença, com a recusa à assemelhação, sendo essas relações, portanto, passíveis de gerar na subjetividade uma imagem estigmatizada de falante.

Aprofundando a característica dessas relações em sua potencialidade para gerar uma imagem estigmatizada de falante, temos que elas estabelecem entre a criança e os interlocutores um vínculo paradoxal, ou uma relação de dupla vinculação, conforme descrita por Watzlawick, Beavin e Jackson (1981, p. 191-2). Nela, a criança nem pode falar como fala (já que se recusa sentido a seus trechos disfluentes), nem pode sair do contexto de fala (porque os outros esperam que ela fale), nem pode corrigir satisfatoriamente seu falar (porque o suposto erro foi deslocado do eixo discursivo para o eixo da forma).

No eixo da forma, como vimos, as tentativas de se corrigir levam a criança a produzir tensões no corpo e a buscar palavras substitutivas para colocar no lugar das julgadas difíceis de dizer. O vínculo paradoxal, portanto, sustenta a constituição de uma imagem estigmatizada de falante e, ao mesmo tempo, é sustentado por ela, engendrando e perpetuando uma condição subjetiva de sofrimento para falar, que entendemos como gagueira. Vemos assim, como propôs Kaës (1997), a força propulsora dos vínculos intersubjetivos, e também que a forma como os sujeitos se vincularam constituiu elemento fundamental para entender a emergência de um sintoma – no caso, o de gaguejar ao falar.

As tentativas de se corrigir, marcadas por tensões no corpo e pela busca de palavras mais fáceis para falar, revelam, por sua vez, o surgimento de um funcionamento discursivo marcado pela antecipação do lugar da gagueira na cadeia dos significantes: o falante passa a supor um lugar para o aparecimento de gagueira na fala que ainda não foi falada. Submetida ao eixo da forma, essa suposição cria a ilusão de poder controlar a fala, e isso cria a condição para poder continuar falando, porque é uma maneira de buscar assemelhar-se aos demais falantes.

Esse funcionamento pode ganhar sofisticações. A tentativa de controlar o aparecimento da gagueira pela antecipação de seu lugar na cadeia de significantes permite ao falante inserir nela elementos como inspirações, expirações, prolongamentos de sons, palavras de apoio, entre outros, aos quais atribui a função de lhe permitirem superar o suposto momento de gagueira. E, de fato, após esses elementos, normalmente a suposta palavra difícil pode ser pronunciada, sem que o falante se dê conta do insólito do acontecimento, imerso que está na sofrida realidade subjetiva que capturou seu falar.

Expusemos, assim, uma concepção sobre as complexas características subjetivas do funcionamento de uma fala com gagueira: constituída com base em uma imagem de si como falante estigmatizado e marcada por um funcionamento discursivo submetido ao eixo da forma. Tal concepção afasta-se das condições de fala comuns ou regulares aos falantes e permite entrever que um sofrimento se instala na atividade de materializar a linguagem em fala.

Ressaltamos a coerência que a visão proposta apresenta com o fato de a maioria das pessoas gagas referirem capacidade de fluir satisfatoriamente em situações como falar sozinhas, falar com crianças, com animais, cantar. A esse respeito, concordamos com a afirmação de Azevedo e Freire (2001, p. 158) de que a gagueira não está nem no sujeito, nem no outro, e sim "no espaço discursivo, em uma relação direta com as condições de produção do discurso, com a exterioridade".

Sobre isso, entendemos que, na singularidade subjetiva, a imagem estigmatizada tenha peso relativo. Ele aumenta ou diminui em função das diferentes condições que emolduram a produção do discurso. Assim, por exemplo, o valor relativo atribuído a si como falante pode ser bastante baixo diante de um ouvinte com alta posição na hierarquia social. Isso confere alto valor ao estigma na imagem de falante, o que, como vimos, gerará um funcionamento discursivo gaguejante. Já ao falar com um animal de estimação, pode ser que nenhum valor seja doado ao estigma e, conseqüentemente, o funcionamento discursivo não se desvie do eixo do sentido, mostrando-se fluente.

Isso nos permite retomar a afirmação feita no primeiro parágrafo do desenvolvimento da presente concepção: a gagueira é um padrão de funcionamento discursivo que se constitui no processo de formação do sujeito sustentado, do ponto de vista intersubjetivo, por uma imagem estigmatizada de falante; e, do ponto de vista subjetivo, por sofrimento na produção da fala.

Para poder articular coerentemente a visão de terapia grupal com a visão de gagueira aqui delineadas, acrescentamos mais um grau de elaboração à compreensão sobre a constituição da gagueira, trabalhando um pouco a questão da subjetividade de acordo com a abordagem proposta por Mezan (1997). Conforme propõe o autor, a subjetividade pode ser entendida como o modo singular de ser de cada pessoa, e pode ser abordada sob pelo menos dois aspectos: como experiência de si e como condensação de determinações.

A experiência de si refere-se ao aspecto mais imediato da subjetividade, ou seja, à sensação de si mesmo. Essa experiência, segundo Mezan (1977, p. 13), possui uma dimensão consciente, porque "ter uma experiência significa ser afetado por alguma coisa, pessoa ou situação; e este ser afetado se traduz por alguma vivência perceptível para quem a atravessa". Além dela, a natureza, a qualidade e a amplitude dessa experiência também são co-determinadas pelo inconsciente. Com relação à experiência de si, pode-se falar em subjetividades, no plural, visto que cada um tem de si uma experiência singular.

A condensação de uma série de determinações também permite que se falem em subjetividades, no plural, mas com outra leitura: "não é mais do eu para o mundo, mas do mundo para o eu". Nessa perspectiva, como diz Mezan (1997, p. 13), "há diferentes modos de condensação de fatores que engendram modalidades específicas de organização subjetiva". O autor se refere à condensação de fatores que funcionam como um molde para as experiências individuais, "fatores que são por natureza extra-individuais, o que significa que a subjetividade, os modos de ser, começam antes dela e vão além dela" (1997, p. 13).

Começam antes dela no que se refere ao biológico porque, entre outras coisas, é preciso estar vivo para ter vida psíquica. E vão além dela no que se refere aos outros homens que constituem a sociedade e a cultura, o ambiente imediato como a família, o grupo coetâneo, e que transmitem os costumes, as crenças, os valores, as ideologias, compondo assim os determinantes sociais da subjetividade.

Os determinantes sociais da subjetividade, portanto, dizem respeito a uma grupalidade intrínseca ao psiquismo, como diz Kaës – sendo esta uma noção que permite alinhar nossas idéias com as de Mezan e de Kaës.

Os determinantes sociais da subjetividade, ainda de acordo com Mezan, podem ser pensados em três planos. O universal, que é compartilhado por todos os humanos e se refere a tudo que é próprio da espécie, como a linguagem, a capacidade de criar, as necessidades básicas, o fato de sermos sexuados. O singular, que é único, pessoal e intransferível, refere-se à biografia, história de vida, escolhas, disposições de cada um, que vão se somando para constituir aquela pessoa como única. E o particular, que é próprio a alguns, mas não a todos, e se refere ao que é determinado pela cultura, costumes e crenças de dada sociedade ou certo grupo social específico.

No sentido do particular da subjetividade, entendemos que a ideologia de bem-falar e as relações de comunicação que recusam sentido aos trechos disfluentes, interpretando-os como gagos, são os moldes ou determinantes sociais que engendram condições de subjetivação comuns aos falantes gagos; sendo assim, dão contornos comuns a suas características subjetivas. Estas, como vimos, são a imagem estigmatizada de falante e o decorrente funcionamento discursivo articulado pelo eixo da forma e marcado pela antecipação do lugar da gagueira na cadeia dos significantes, ambos geradores de sofrimento na fala. A experiência de si de cada falante gago está afetada por esse tipo de determinação social. O aspecto comum da subjetividade, como veremos, imprimirá uma marca ao funcionamento do grupo terapêutico.

A experiência com o grupo terapêutico

Com base na concepção que explicitamos sobre a constituição e a natureza da gagueira, entendemos que o *setting* terapêutico estabelecido na dimensão grupal coloca cada participante, de imediato e inevitavelmente, diante do dilema de esconder/expor seu falar. Isso mobiliza, desde o primeiro momento, o aspecto central da gagueira, a imagem estigmatizada de falante e o sofrimento daí decorrente, que, como vimos, corresponde a um aspecto subjetivo comum aos falantes gagos (aspecto particular da subjetividade), favorecendo o tratamento. Favorece-o porque permite aos participantes compartilharem a sensação de não serem os únicos a experimentar esse sofrimento no plano da experiência de si. Cria-se assim, desde o começo, um vínculo de compartilhamento da dor, e isso – como também mostrou Rodríguez (2005) por meio dos relatos dos participantes do grupo de auto-ajuda para gagos por ele criado na internet[4] – tem a capacidade de diminuir ou diluir o sofrimento. Isso nos mostra, na direção do que propôs Kaës, um elemento conector que organiza o grupo: o sofrimento para falar, o qual permite interpretar os vínculos que ali se constroem.

Esse sofrimento, embora comum a todos os participantes (aspecto homogêneo do sistema psíquico), nem por isso é igual. Cada participante tem uma história de vida que, entre outras coisas, singulariza seu sofrimento (aspecto heterogêneo do sistema psíquico). Assim, de acordo com Kaës, como dissemos em "Fundamentos para o trabalho com grupos", entendemos o grupo como realidade que se constitui sobre realidades subjetivas individuais, pessoais. Cada membro oferece ao grupo sua realidade interna, pessoal, intrapsíquica, construída no convívio com outros grupos (família, escola, religião); são suas representações preexistentes à formação do grupo terapêutico. Com base nelas, organizam-se vínculos intersubjetivos que geram a formação psíquica grupal. Do ponto de vista terapêutico, essa formação intersubjetiva ou formação psíquica grupal é vista como uma formação em transformação, na medida em que permite a manifestação das realidades internas, pessoais, e contribui para dissociá-las e reorganizá-las por meio de novas vinculações, conforme veremos adiante.

O funcionamento do grupo gira em torno do estabelecimento de um objetivo comum a todos os integrantes (o primeiro passo do trabalho terapêutico). Cada novo membro – decorrente de sua imagem estigmatizada de falante – vem para o grupo com o objetivo de parar de gaguejar. Essa impossibilidade de aceitar seu padrão gaguejante de fala, entretanto, é o que o mantém, na medida em que dele decorre, como vimos, a tentativa de funcionar na linguagem de acordo com o eixo da forma, por meio da antecipação do gaguejar na fala ainda não falada, na tentativa de contê-la para se tornar semelhante aos demais falantes.

Em tais condições, defendemos que se aceitar como falante com gagueira inverte o funcionamento subjetivo que a fala gera e permite alcançar uma nova condição subjetiva com potencial para desarticular seu funcionamento, com potencial para deslocar o falante para uma posição discursiva em que ele se permita fluir pelo eixo do sentido, sem deslocar-se para o eixo da forma, porque, ao aceitar-se, deixa de se sentir desassemelhado, estigmatizado. Com isso, aceitar a gagueira (em vez de tentar detê-la) é o objetivo do processo terapêutico no grupo, objetivo cuja eficácia foi descrita no trabalho de Friedman (1994) por meio do relato de alguns processos terapêuticos.

A proposta de aceitar – em vez de combater – a gagueira gera um contraponto importante que permite, por meio das trocas de vivências e experiências entre os membros do grupo, explorar por que e como realizar esse deslocamento de objetivo. Fazer entender a razão de aceitar a gagueira é o objetivo que permitirá desarticulá-la; implica levar o grupo a entender o funcionamento subjetivo e intersubjetivo tanto da gagueira quanto da fluência. Compreender tal funcionamento é parte do caminho para a mudança, uma vez que não compreender submete o falante ao funcionamento subjetivo da gagueira, e o perpetua.

A compreensão pauta-se em expor ao grupo o conhecimento que apresentamos em "Concepção sobre gagueira", e isso é feito com base no que os participantes trazem para o grupo. Assim, por exemplo, tomando o discurso de um fragmento de sessão, temos a seguinte fala de um participante: "Não sei, eu vejo que falo bem na rua, com os amigos, mas é só eu entrar em casa e começo a travar". O outro responde: "Comigo é bem ao contrário. Com as pessoas com quem estou mais familiarizado, em casa, tudo bem, falo na boa, já com pessoas com quem estou menos familiarizado ou não conheço, travo total".

Essa conversa permite focalizar o peso relativo da imagem de falante em relação à singularidade de cada participante. Para um, as pessoas familiares que desde sempre o viram como gago parecem despertar o estigma e, portanto, a presença delas trava a fala na tentativa de conter / ocultar a gagueira. Para o outro, as pessoas com quem já está familiarizado, as que já conhecem sua gagueira, parecem liberá-lo do estigma, e as menos familiares é que o lembram do perigo de mostrar-se gago. As duas situações permitem mostrar ao grupo que o aparecimento da gagueira está ligado ao espaço discursivo, em uma relação direta com a exterioridade. Permitem mostrar também que, embora as condições exteriores sejam opostas, em ambas o aparecimento de travas para falar está ligado a antecipar-se e não desejar a gagueira, isto é, à imagem estigmatizada de falante.

Vemos assim, como dissemos anteriormente, que a rede que se forma no grupo facilita a expressão das identificações e projeções entre os participantes, permitindo a apreensão dos elementos de subjetividade que são constitutivos da sintomatologia de cada um. Observamos ainda que as intervenções do terapeuta, ou dos outros membros do grupo, podem funcionar simultaneamente como facilitadoras para mais de um elemento. Entender por que aceitar a gagueira e o modo de sair dela não significa, ou não conduz a, imediata aceitação. Conduz, antes, a que venham à tona as dificuldades para fazê-lo.

Desse modo, instaura-se no grupo um funcionamento no qual as necessidades, dificuldades e expectativas dos participantes podem mostrar-se e ser discutidas de modo reflexivo, favorecendo o envolvimento, o sentimento de inclusão e a apropriação dos conteúdos abordados. Isso vai desenhando um caminho que permite o proposto deslocamento para a aceitação da gagueira.

Os participantes compartilham as histórias de vida, as situações do cotidiano, as situações de fala fáceis e difíceis, os diferentes truques que empregam para não gaguejar. O fonoaudiólogo e os demais membros do grupo compartilham a função de intérpretes dos sentidos que emergem a respeito de fala, fluência e gagueira. Isso permite ao terapeuta, por meio da escuta atenta, desfazer os nós que estrangulam a capacidade de falar de cada pessoa, potencializado as interpretações dos demais participantes e evitando a dispersão, como afirmou Lores (2000). Sendo assim, como já dito, o trabalho em grupo cria um jogo de reflexos que evidencia as manifestações sintomáticas dos pacientes, ao mesmo tempo em que orienta a escuta e as intervenções terapêuticas, permitindo vinculações entre os participantes que favoreçam seu deslocamento de uma posição discursiva, que obstrui o falar, para outra que lhe permita fluir.

Dois vínculos intersubjetivos, conforme temos observado, mostram favorecer esse deslocamento. Um, o comentamos anteriormente, é o vínculo de compartilhamento que leva a diminuir a dor e o sofrimento para falar, favorecendo aceitar-se gaguejante. Outro é o vínculo de acolhimento. No grupo, a fala com gagueira é sempre acolhida por todos como fala com sentido. Isso favorece o rompimento com o vínculo paradoxal no qual o falante nem se deixa falar como supõe que falaria, nem se permite abandonar a situação de fala (porque deseja falar), para criar uma condição em que ele se permita gaguejar.

A possibilidade de acolhimento da fala gaguejante como válida, como detentora de sentido, relaciona-se a um trabalho de sensibilização do corpo para o falar. A respiração, a voz e os gestos articulatórios isolados e encadeados em palavras, frases e discursos, são focalizados pelo grupo por meio de brincadeiras com a projeção da voz, com as palavras e com o canto. Tal atividade visa a fornecer elementos para que os participantes sintam e, portanto, conheçam a própria capacidade de falar, compartilhando-a com os outros e descobrindo-se semelhantes a todos os falantes. Nesse contexto, a gagueira pode deixar de ser o foco central da fala e passar à parte integrante da fala fluente, rompendo a cisão idealizada entre elas.

Outro aspecto dessa sensibilização é o de levar os participantes a uma vivência não sofrida, não emocional da gagueira. Uma vivência em que a gagueira seja sentida somente como tensão no gesto articulatório. Isso também favorece a possibilidade de se permitir gaguejar e de aceitar o que foi gaguejado como fala válida. A coexistência subjetiva harmoniosa desses dois aspectos – ser falante competente e ter gagueira (assumida no sentido de ter tensões) – vem mostrando potencial para superar a gagueira como um sofrimento para falar. Vale lembrar que a exclusão, a separação entre eles, como vimos, é o motor da gagueira.

O trabalho de sensibilização do corpo gera, assim, elementos para que os participantes possam compreender o funcionamento subjetivo e objetivo da gagueira e da fluência, e para que possam reinterpretar, transformar, mudar os sentidos que atribuem ao corpo, à fala e à gagueira, favorecendo seu deslocamento da posição discursiva de falante estigmatizado para a de falante aceito.

Dentro dessas condições, entende-se que o *setting* terapêutico estabelecido na dimensão grupal para o tratamento da gagueira favorece as possibilidades de desenvolver um trabalho que vise à aceitação de si como falante, por meio do estabelecimento de novos vínculos capazes de suplantar o vínculo paradoxal que sustenta a gagueira como sofrimento para falar.

O desenvolvimento desse trabalho vem acontecendo na clínica-escola do Centro de Especialização em Fonoaudiologia Clínica (Cefac), onde o grupo tem lugar desde o segundo semestre de 1999. As articulações teóricas que sustentam este texto e o trabalho terapêutico foram gestadas na linha de pesquisa Linguagem e Subjetividade do Programa de Pós-graduação em Fonoaudiologia da Pontifícia Universidade Católica de São Paulo (PUC-SP), de acordo com a orientação das dissertações de mestrado mencionadas nas referências bibliográficas.

A experiência relatada refere-se a um grupo terapêutico que se reúne uma vez por semana, por um período de duas horas. O número de seus participantes oscilou ao longo dos seis anos em que desenvolvemos este trabalho, em virtude do fluxo de pessoas que procurou atendimento no setor. Iniciamos com quatro participantes. Com o tempo, passamos para oito e, atualmente, temos trabalhado satisfatoriamente com dez pacientes e três estagiários, o que perfaz um total de catorze pessoas na sala de terapia.

Para a composição do grupo, procedemos sempre a uma entrevista inicial com a pessoa que procura o setor de Problemas de Fluência. Essa pessoa nos é encaminhada pelo setor de Serviço Social da clínica.

Na entrevista, com base na queixa, procuramos conhecer um pouco da história de vida da pessoa e seu modo de funcionamento na linguagem. Quando encontramos sinais de sofrimento para falar, na perspectiva do que explicitamos neste capítulo, propomos tratamento fonoaudiológico no grupo terapêutico.

Entendemos que esse modo de compor um grupo terapêutico faz sentido para o atendimento de pessoas com gagueira, considerando os argumentos a respeito dos aspectos comuns à subjetividade desse tipo de falantes, porque, como relatamos, permite objetivar o direcionamento e o manejo do processo terapêutico. A constatação de que esses aspectos comuns se explicitam nas relações discursivas estabelecidas no grupo são de grande importância na medida em que dão sustentação prática à teoria proposta aqui.

Quanto ao tempo de permanência das pessoas no grupo, têm havido dois tipos: um de, em média, seis meses; outro de dois a três anos. A presença de participantes com tempos diferentes de envolvimento no tratamento torna rica a interação. Ela permite aos participantes mais antigos fortalecerem sua posição de aceitar a gagueira ao trabalhar essa questão com os novos. Os novos, de outro lado, parecem mover-se mais facilmente em direção a mudanças subjetivas quando outro membro do grupo, que não o terapeuta, consegue comunicar suas emoções e compreender o que eles sentem.

É uma regra do grupo que as pessoas que já foram membros possam retornar caso sintam necessidade. Vários participantes têm feito uso dessa condição, sendo os motivos de afastamento mais comuns: viagens de férias, coincidência do horários do grupo com os de trabalho, realização de cursos temporários de aprimoramento na profissão.

Sobre a questão da alta, de modo diferente do que é usualmente assumido nas relações entre terapeuta e paciente, na abordagem aqui proposta, entendemos que não cabe ao terapeuta determinar o momento da alta do participante do grupo. Ao terapeuta cabe apontar como interpreta os sinais oferecidos pelo participante sobre seu sofrimento para falar e a relação que isso possa ter com sua permanência ou não no grupo. Os participantes são, desde o começo do processo, convidados a assumir sua alta, cabendo-lhes trazer para o grupo, quando for o caso, a intenção de deixar de freqüentá-lo, a pretensão ou não de retornar e seus motivos para tal. Sair do grupo, como vimos no caso das pessoas que voltam, nem sempre é uma decisão de alta. Essa decisão, entendemos, deve pautar-se pela percepção do participante de sua capacidade de lidar com a gagueira sem que ela se constitua em um impedimento para qualquer coisa, sem que ela se constitua em sofrimento para falar.

As condições que levam as pessoas a deixar o grupo fazem sentido tendo-se em vista a proposta de entendê-lo como espaço aberto a todos que dele já foram membros, permitindo seu ir e vir até que possam estabelecer o final do processo. Para entender o porquê dessa proposta, é preciso compreender/conhecer as condições sob as quais as pessoas chegam ao grupo. Quatro condições têm marcado essa chegada:

1) estar desempregado e acreditar que com seu padrão de fala nunca conseguirá emprego, e/ou sentir vergonha de se expor com seu padrão de fala para procurar emprego;

2) estar insatisfeito com o emprego e acreditar que a gagueira é o grande empecilho para conseguir um novo;

3) ser estudante e sofrer para participar das atividades de aula, como seminários, leituras em voz alta, fazer perguntas ao professor, ser solicitado a fazer algum comentário, além de temer a comunicação na vida profissional;

4) desejar estudar e não ter coragem para fazê-lo por não querer expor-se como gago.

Comum às quatro condições anteriores está sempre o fato de perceber como problemática a exposição de si como falante gago.

Depois de freqüentar o grupo por alguns meses, os participantes têm encontrado emprego, mudado de emprego, começado a fazer cursos, e isso com freqüência os impede de continuar no grupo, porque ficam sem disponibilidade de horário. Em tal contexto, entendemos que o parâmetro para avaliar a eficiência da terapia é o aparecimento concreto da capacidade de falar, assumindo a gagueira, nos contextos em que a pessoa se sentia impedida de fazê-lo. Essa posição de falante, conforme podemos acompanhar pelos fragmentos discursivos de alguns dos participantes, é favorável ao aparecimento da fluência.

Sujeitos da pesquisa e relatos

Rapaz de 25 anos, técnico em computação

"Bom, eu ultimamente estou fazendo muita entrevista. Então, antes eu ficava preocupado. Eu entrei aqui no Cefac com este problema de fazer umas entrevistas e ficar, ficar nervoso e travar. E aí pinta aquele clima para a outra pessoa, de insegurança, que o cara não sabe ou está muito nervoso. Então, com a terapia, eu acho que eu já melhorei um pouco. Eu estou indo tranqüilo, não estou pensando em gaguejar, ou não, né? Então eu acho que isso aí acabou melhorando a minha fala [...] É... mas, é... como é que eu posso falar dessa angústia que eu tinha, né? Acho que isso acabou."

Moça de 27 anos, que se tornou enfermeira depois de começar a freqüentar o grupo

"Nas entrevistas, né, antes de eu entrar aqui, eu ficava em pânico, né. Travava mesmo. Em seminário da escola, eu não ia lá na frente, mesmo. Eu não ia mesmo lá na frente, ficava supertravada, com medo. Só que agora, não. Eu vou, enfrento. Posso até gaguejar, mas eu vou. Não fico sem nota por causa disso, entendeu? E nas entrevistas eu vou também, eu faço a minha parte e, aí, seja o que Deus quiser! Eu estou muito melhor. Depois que eu entrei aqui, eu me superei bastante [e a seguir fala sobre o curso que vai fazer e diz que por isso precisará se afastar do grupo]."

Moça de 18 anos, estudante

"Jamais eu iria pensar que eu ia trabalhar de operadora de telemarketing. Jamais! Um gago operador de telemarketing? Mas, na semana passada, a menina me avisou aqui da minha sala [de aula]:
– Ó, eu trabalho, lá. Eles tão precisando.
Ela me deu o endereço, eu fui. Aí eu fui pensando que eu vou conseguir. Só que até a minha mãe...
– Você?
Eu falei: – É, por quê? Eu consigo, eu falo!
– Então, vai. Se é isso que você quer, vai em frente.
Aí eu fui. Acordei cedinho. Cheguei lá às 7h40. Era às 8 horas. Eu cheguei muito adiantada. Aí eu cheguei lá, entrei no elevador e comecei a chorar. Tipo, isso era uma coisa que nunca aconteceu na minha vida, de pensar, sabe, que eu estou indo procurar emprego e que eu consigo. Porque isso foi muito difícil para mim, chegar onde estou hoje... [choro]. Desculpa [choro]. Porque, antes, as pessoas olhavam para mim como, como se eu não fosse ninguém. Ninguém fazia amizade comigo, porque eu não falava. As meninas na escola nem ligavam para mim. Hoje, hoje eu digo que sou muito feliz. Muito! Eu não era feliz antes, eu não era. [...] Eu estou muito feliz, graças a Deus, porque eu falo direito. E também sou muito chorona. E hoje eu tenho a certeza que eu tenho muita, muita capacidade de arrumar emprego e trabalhar, que eu consigo. Antes eu não pensava assim. Eu pensava que eu ia ficar o resto da minha vida no meu quarto trancada. Ia ficar velhinha no quarto trancada. Mas hoje eu penso que eu vou ser igual ao meu irmão. Vou dar duro pra entrar na faculdade, igual ao meu irmão."

Moça de 28 anos, estudante de contabilidade e secretária em uma instituição

"O que eu tenho para falar... há muito ééé, desde pequena eu me levantava pensando em gagueira e dormia pensando em gagueira. E isso, de uns tempos pra cá, sumiu. Graças a Deus! Tem

dia que eu nem lembro. Eu gaguejo, eu sei que eu..., mas isso não me incomoda mais. Não é uma coisa que 'puxa, eu gaguejei'. Ficava chateada. Hoje em dia, passa o dia, às vezes eu não lembro. Passa a semana, eu não lembro. Esqueço que eu tenho isso, graças a Deus. E um negócio que eu acho que me ajudou muito, a senhora nos mostrou um cartaz, com as maneiras de falar [refere-se a um quadro com os gestos articulatórios]. É aquele 'aaa', que abre, né. É que eu sempre imaginava que tinha, assim, milhões de coisas que a gente tinha de fazer. Às vezes eu pegava um livro e ficava lendo e pensava: 'meu Deus, eu nunca vou conseguir falar certo'. Porque eu achava que tinha muita coisa [refere-se novamente aos gestos articulatórios]. Aí, quando a senhora me mostrou aquilo, eu falei: 'meu Deus, não é tudo isso que eu imaginava'. É tão pouco, né, que a gente, as maneiras que a gente mexe, né? Aquilo lá me ajudou muito mesmo."
[Atualmente, está formada em contabilidade, tornou-se autônoma e transformou o empregador – a instituição – em seu cliente.]

Notas

[1] Aquela que vai além da patologia para considerar o sujeito em suas manifestações de linguagem, em sua posição no mundo, em sua maneira de se relacionar com os outros.

[2] Uma análise detalhada da disfluência encontra-se em S. Friedman (2004b), indicado nas referências bibliográficas.

[3] Essa concepção, apresentada aqui de modo sintético, está detalhadamente descrita e discutida em S. Friedman (1994; 1996; 2004a).

[4] Nosotros los Tartamudos. Disponível em: <www.ttmib.org>.

Referências bibliográficas

AZEVEDO, N.; FREIRE, R. "Trajetórias de aprisionamento e silenciamento na língua: o sujeito, a gagueira e o outro". In: FRIEDMAN, S.; CUNHA, M. C. (orgs.). *Gagueira e subjetividade: possibilidades de tratamento*. Porto Alegre: Artmed, p. 146-60, 2001.

CORRÊA, M. B. "Considerações sobre terapia de grupo na clínica fonoaudiológica". In: LIER-DE VITTO, M. F. (org.). *Fonoaudiologia: no sentido da linguagem*. 2. ed. São Paulo: Cortez, p. 39-48, 1997.

DAVID, R. H. F. *A fusão das cores: o sentido terapêutico na clínica fonoaudiológica de grupo*. 2000. Dissertação (Mestrado em Fonoaudiologia) – PUC, São Paulo.

FREUD, S. *Totem e tabu*. Edição Standard Brasileira das Obras Psicológicas Completas de Sigmund Freud, vol. XIII. Rio de Janeiro: Imago, 1974.

FRIEDMAN, S. *Gagueira: origem e tratamento*. 4. ed. São Paulo: Plexus, 2004a.

_____. "Fluência: um acontecimento complexo". In: FERREIRA, L. P.; BEFI-LOPES, D.; LIMONGI, S. C. O. (orgs.). *Tratado de fonoaudiologia*. São Paulo: Roca, p. 1027-34, 2004b.

_____. "Reflexões sobre a natureza e o tratamento da gagueira". In: PASSOS, M. C. (org.). *Fonoaudiologia: recriando seus sentidos*. Série Interfaces. São Paulo: Plexus, p. 81-115, 1996.

_____. *A construção do personagem bom falante*. São Paulo: Summus, 1994.

KAËS, R. *O grupo e o sujeito do grupo*. São Paulo: Casa do Psicólogo, 1997.

LORES C. O. *Grupo de crianças e de seus familiares: uma perspectiva de atuação fonoaudiológica em Unidade Básica de Saúde*. 2000. Dissertação (Mestrado em Fonoaudiologia) – PUC, São Paulo.

MADUREIRA, D. L. *Implicações da família nos transtornos de linguagem: um estudo de caso*. 1999. Dissertação (Mestrado em Fonoaudiologia) – PUC, São Paulo.

MEZAN, R. "Subjetividades contemporâneas?". *Revista do Instituto Sedes Sapientiae* (número especial), São Paulo, v. 1, n. 1, p. 12-7, jan. 1997.

OLIVEIRA, M. R. M. de. *Sujeito afásico na família*. 2001. Dissertação (Mestrado em Fonoaudiologia) – PUC, São Paulo.

OLIVEIRA, P. S. *O livro infantil como instrumento terapêutico na clínica fonoaudiológica da gagueira*. 2004. Dissertação (Mestrado em Fonoaudiologia) – PUC, São Paulo.

PANHOCA, I.; PENTEADO, R. Z. "Grupo terapêutico fonoaudiológico: a construção (conjunta) da linguagem e da subjetividade". *Pró-fono Revista de Atualização Científica*, Barueri, v. 15, n. 3, p. 259-65, set./dez. 2003.

PENTEADO, R. Z. *et al.* "Grupalidade e família na clínica fonoaudiológica: deixando emergir a subjetividade". *Distúrbios da Comunicação*, São Paulo, v. 15, n. 2, p. 161-71, 2005.

RODRÍGUEZ, Pedro R. *Hablan los tartamudos*. 2005. Comisión de Estúdios de Postgrado – Facultad de Humanidades y Educadion, Universidad Central de Venezuela, Venezuela.

RONCATO, C. C. e CHUN, R. Y. S. "O acompanhamento fonoaudiológico em um grupo de adolescentes gagos". *Saúde em Revista*, Piracicaba, v. 7, n. 4, p. 5-33, 2002.

WATZLAWICK, P.; BEAVIN, J. H. e JACKSON, D. D. *Pragmática da comunicação humana, estudo dos padrões, patologias e paradoxos da interação*. São Paulo: Cultrix, 1981.

8. Grupo de avaliação e prevenção de alterações de linguagem

Adriana L. F. Laplane
Cecília Guarnieri Batista
Marilda B. Serrano Botega

A clínica, os grupos e os indivíduos

Em *Vigiar e punir*, o filósofo Michel Foucault aponta que o hospital nasceu, no século XVII, em uma região próxima a um porto, na França, para vigiar doentes e contágios, e fiscalizar e administrar remédios, tratamentos, curas e mortes (1983, p. 132). A distribuição e divisão no espaço eram rigorosas e destinadas, inicialmente, à administração de remédios e mercadorias. Posteriormente, estabeleceram-se sistemas para registrar o número de doentes, suas identidades e outras informações como o tratamento administrado a cada um. Pouco a pouco, esse espaço a princípio administrativo e político se tornou um espaço terapêutico, individualizando os corpos, as doenças, os sintomas, as vidas e as mortes, e constituiu um quadro de singularidades justapostas e distintas. Desse modo nasceu, da disciplina, um espaço útil do ponto de vista médico.

Essa visão da instituição hospitalar insere-se no plano geral da obra de Foucault, que defende a idéia de haver uma correspondência entre as formas de organização da sociedade (o modo de produção) e a maneira como se organizam as atividades humanas, inclusive a produção de conhecimento e os sistemas de saúde e educação. Segundo Foucault, os conhecimentos disciplinares, que no século XVII se estruturavam em compartimentos separados por área de conhecimento, refletem nos modos de organização da sociedade e na estrutura e funcionamento de suas instituições, mesmo na arquitetura.

Dentre outras, as idéias de Foucault inspiram a reflexão sobre uma possível correspondência entre o uso do espaço e as concepções sobre desenvolvimento humano, sujeitos e trabalho terapêutico.

A concepção clínica na área da saúde impõe uma organização baseada na classificação dos casos e no agrupamento homogêneo (por doença, deficiência ou função alterada). Esse tipo de organização obedece à noção de que a clínica deve tratar especificamente as funções e alterações que os pacientes apresentam, e tem sua expressão máxima na crescente especialização registrada no campo da medicina. Nas disciplinas que se limitam com o campo médico – a fonoaudiologia é uma delas –, é freqüente a adoção do mesmo modelo. As pequenas salas de atendimento individual, comuns em nossas clínicas, podem ser tomadas como exemplos dessa concepção.

Entretanto, o modelo clínico tradicional tem sido criticado por não levar em consideração o ser humano em desenvolvimento, por privilegiar a atomização e por conduzir à idéia de que o ser humano pode ser tratado de forma parcial, como se fosse apenas um órgão ou uma função. Outra crítica recorrente recai sobre a compreensão do desenvolvimento humano como somatória de funções. Em tal concepção, nada mais natural do que tratar, de maneira isolada, as funções ou órgãos lesados.

Evidentemente, podemos encontrar alguma correspondência entre essa concepção de desenvolvimento e o modelo de atendimento clínico individual. Se essas críticas emergem no próprio campo da medicina – que hoje advoga por uma concepção holística do ser humano e por uma visão que, sem descuidar do específico, incorpora os aspectos sociais e afetivos da vida humana como fatores que influenciam, condicionam e mesmo determinam a saúde –, elas repercutem em maior medida nas áreas correlatas, que se nutrem de vários campos do saber e integram conhecimentos tanto das ciências biológicas e exatas quanto das humanas.

A intervenção, no campo da fonoaudiologia, psicologia ou educação não tem por objeto um órgão ou função, e sim o ser humano concebido como uma totalidade complexa e multifacetada. O que está na base da intervenção, o que a norteia é, portanto, a concepção de sujeito e de desenvolvimento humano do profissional.

Concepções de desenvolvimento, sujeito e modos de intervenção

De que forma as concepções de desenvolvimento afetam o processo terapêutico? A concepção do desenvolvimento humano como somatória de funções inerentes a cada indivíduo resulta em uma abordagem centrada na função deficiente ou alterada, bastante utilizada nos campos da reabilitação, da habilitação ou da intervenção precoce. O foco na falta ou no que se apresenta como deficitário no indivíduo leva à elaboração de estratégias de intervenção que ressaltam a deficiência. O objetivo de tal ação terapêutica é, na maioria das vezes, melhorar funções isoladas que – presume-se – influenciarão o desenvolvimento global. O atendimento individual aparece, nesse caso, como a forma de organização mais adequada para cumprir esse objetivo, uma vez que vê-se o desenvolvimento como processo individual que pode ser apenas induzido ou estimulado pelo profissional.

Uma alternativa a essa concepção é aquela que entende o desenvolvimento como processo social que ocorre simultaneamente no indivíduo e nas relações sociais. As relações que se estabelecem entre os sujeitos nas várias instituições (família, escola, trabalho, saúde) podem ser compreendidas como o lugar em que o processo de desenvolvimento acontece, afetando todos os envolvidos. Nessa perspectiva, são várias as tendências da psicologia que teorizam sobre a importância de se considerar o desenvolvimento como um processo que extrapola a dimensão biológica e que depende em grande medida do ambiente social. Dentre os autores que abordam o desenvolvimento desse ponto de vista, o psicólogo soviético L. S. Vygotsky assume uma postura radical ao atribuir à cultura e à vida social papel fundamental nesse processo. Em várias de suas obras elabora essa questão, que terá implicações teóricas e práticas nos campos da psicologia, da educação e da reabilitação. Vygotsky entende que:

> [...] os processos sociais participam do desenvolvimento das funções mentais superiores. As funções mentais superiores são um aspecto do desenvolvimento cultural da criança e têm a sua origem na colaboração e na instrução. (1996, p. 213)

À medida que as relações sociais ganham um estatuto especial no desenvolvimento, as estratégias desenhadas para enriquecê-las e incrementá-las constituem ferramentas de intervenção. O trabalho em grupo, considerado uma dessas possíveis estratégias, corresponde naturalmente a essa concepção.

O trabalho em grupo é, desse modo, concebido como um meio de ultrapassar e de romper com a concepção que reduz a reabilitação e a terapia a um conjunto de ações destinadas a promover a saúde de determinado órgão ou função.

O médico Joseph H. Pratt é lembrado por ter dado início, em 1905, ao trabalho em grupo na área da saúde (Pinney, 1978). Criados como formas de prevenir doenças ou promover saúde, os grupos adotam, hoje, diferentes formas: *grupos de orientação, encontro, operativos, terapêuticos, grupos de reflexão, de vivências*, entre outros. As distinções entre eles ocorrem em função dos objetivos de cada um. As teorias sobre grupo têm as respectivas fontes epistemológicas em diversas vertentes: a psicanálise, o psicodrama, a psicologia social, a filosofia (fenomenologia e existencialismo), o empirismo pragmatista, a Gestalt e outras. Embora não seja objetivo do presente trabalho discutir essas tendências, é importante registrar a variedade de perspectivas que teorizam sobre os grupos.

Na base do trabalho em grupo, tal como o concebemos, está a idéia de que o ser humano se desenvolve e aprende na interação social. A interação é compreendida de maneira ampla porque extrapola a situação circunscrita pelos intercâmbios verbais interpessoais. Entendemos a interação no sentido de Bakhtin (1985), como "[...] ato humano, não como ação física [...]". Essa perspectiva permite que elementos não perceptíveis inicialmente em uma situação concreta de interação sejam considerados, na análise, como fatores que operam em um campo de intersecção que envolve a história das interações e das relações, os modos de uso da linguagem e mesmo as imagens que os interlocutores ou participantes fazem uns dos outros. A interação é assim concebida como espaço de relações dialógicas, entendidas como a imbricação da linguagem, a ação e a consciência humanas, que implicam sempre o outro.

A noção de diálogo permite estender a idéia de interação, de modo que aquilo que se entende correntemente como monólogo possa ser visto, sob essa perspectiva, como formulação dialógica. Se viver é participar de um diálogo, com interlocutores física ou simbolicamente presentes, uma concepção de desenvolvimento que incorporasse essas idéias teria de dar destaque ao papel da cultura como meio de modificar as condições dadas pela biologia. J. Bruner (1997, p. 30) destaca, nesse sentido, que "cabe à cultura deter o poder de afrouxar essas limitações".

A compreensão da interação social como conceito amplo que não se restringe aos encontros face a face permite também refletir sobre o fato de que ela não ocorre em um vácuo social, mas sempre no contexto de um espaço social definido ou de uma instituição. Entendemos que todas as relações que se estabelecem em tais contextos intervêm na interação social e implicam não apenas os indivíduos e suas vontades, mas também um sem-número de tensões e conflitos que envolvem os objetivos explícitos e implícitos das instituições, os lugares sociais que os diferentes membros ocupam nas instituições e, fora delas, questões como liberdade de escolha, adesão, obrigação, adaptação e ajustamento, normalidade e patologia, entre outras. Isso significa que, quando entramos em uma sala ou consultório e estabelecemos uma relação com a pessoa a ser atendida, há uma série de premissas postas que delimitam o espaço (físico, psicológico e social) que cada um vai ocupar, o papel a desempenhar e o tipo de atividade que se admite em cada situação.

A aquisição da linguagem

As teorias e os modelos de aquisição da linguagem partem de áreas tão diversas como filosofia, neurociência, psicologia e lingüística, e fundamentam diversos modos de intervenção. As discussões entre as diferentes vertentes remetem a problemas clássicos (por exemplo, inato *versus* adquirido) e a outros que têm surgido no interior de cada paradigma.

O comportamentalismo aponta para as relações entre ambiente e comportamento, operacionalizadas em relações condicionais entre estímulos e respostas. Esses condicionamentos são considerados responsáveis por todos os comportamentos humanos, entre eles o "comportamento verbal", conforme proposta de Skinner (1957) para uma nova terminologia que evite as conotações dos termos tradicionalmente utilizados, como "fala" ou "linguagem". O autor sugere que o estudo do comportamento verbal abranja tanto os comportamentos do locutor quanto os do ouvinte, para uma explicação completa do comportamento verbal. Sob a perspectiva comportamental, a aquisição da linguagem é, portanto, conseqüência direta da aprendizagem, das relações entre comportamentos do locutor e do ouvinte, em determinada "comunidade verbal" – outro termo introduzido por Skinner. Nessa perspectiva, a aprendizagem da linguagem não difere da aprendizagem de outros comportamentos.

Opondo-se a essas premissas, Chomsky (1965, 1971) considera a linguagem uma função específica da espécie, resultado de um dispositivo inato, inscrito no cérebro. O dispositivo inato para a aquisição da linguagem é responsável pela competência lingüística razoável que crianças pequenas apresentam em relação à língua materna – apesar de, normalmente, estarem expostas a uma fala precária, fragmentada, cheia de frases truncadas ou incompletas.

Esse dispositivo inato (LAD – *Language Acquisition Device*) permitiria a elaboração de hipóteses lingüísticas sobre os dados primários de linguagem recebidos e geraria uma gramática específica, a da língua nativa da criança. O conhecimento lingüístico já existiria pré-formado na criança. O domínio da linguagem é, portanto, cognitivo e biológico. Admite-se que o ser humano vem equipado com uma *gramática universal* (GU) cujos princípios permitem a aquisição de qualquer língua e de parâmetros fixados pela experiência, que adquirem valor no contato com a língua materna. As noções inatas específicas sobre a forma da língua permitem que as crianças adquiram rapidamente um sistema muito complexo.

Desse ponto de vista, o papel dos procedimentos de aprendizagem ou *feedback* do ambiente é pequeno. O inatismo lingüístico sustenta uma visão modular de cérebro. Este comporta um mecanismo de aquisição da linguagem específico, que não apresenta relação clara com outros componentes cognitivos ou comportamentais. A relação entre a língua e outros sistemas cognitivos, como a percepção, a memória ou a inteligência, é indireta, e a aquisição da linguagem ou desencadeamento da GU junto com a fixação dos parâmetros não depende necessariamente de outros módulos cognitivos nem da interação social.

O conexionismo é outra tendência teórica ligada à anterior. Entende que a predisposição genética à linguagem envolve capacidades gerais para o processamento da informação (Plunkett *et al.*, 2000). A presença de regras gramaticais é o resultado do funcionamento completo da rede, sem maiores especificações. Assim, as regras gramaticais seriam o resultado das muitas experiências de aprendizagem individual que alteram as associações entre *input* e *output*. O desenvolvimento, nessa perspectiva, envolve uma mudança nos procedimentos, mas não nos princípios. As regras, de comportamento ou da gramática, são produto secundário do processamento da informação. No conexionismo, a aprendizagem tem papel importante e é concebida em termos de mudanças das associações entre *input* e *output* ocasionadas pelo processamento da informação.

Na perspectiva construtivista, a aquisição da linguagem pode, ainda, ser concebida como emergente da função simbólica. A teoria se inspira nas idéias de J. Piaget, para quem, no desenvolvimento da criança, ocorre, aos 18 meses de vida, uma *revolução copernicana*, produto da emergência da função simbólica. Assim como as outras manifestações da função simbólica, a linguagem tem sua origem no período sensório-motor. Na descrição de Piaget, com base na indiferenciação inicial entre sujeito e objeto há um processo de descentralização das ações em relação ao corpo próprio; há também uma coordenação gradual de ações e é construída a noção de permanência do objeto. Esses três fatores tornam possíveis os usos efetivos do símbolo e da representação, que permitem substituir um sinal por outro. Conseqüentemente, a criança se torna capaz de internalizar ações e realizar operações mentais, as quais constituem o pensamento. No paradigma cognitivo, a aquisição da linguagem é explicada como resultado da interação de vários fatores. O paradigma rejeita a centralidade e independência da gramática e sustenta que a capacidade cognitiva descrita nos estudos sobre competência é apenas uma das manifestações da linguagem humana e não é independente de outros sistemas cognitivos ou comportamentais envolvidos na aquisição e no uso da linguagem.

Outras abordagens construtivistas, como a de Tomasello (2003), destacam a identificação de princípios gramaticais segundo a experiência da criança com a linguagem e com um processo de combinação de estruturas existentes que cria novas formas de fala.

A perspectiva interacionista retoma as idéias de L. S. Vygotsky sobre as funções mentais superiores e a linguagem. As funções mentais superiores se definem por oposição a processos menos complexos e caracterizam o desenvolvimento psicológico tipicamente humano. Elas incluem a percepção, a atenção, a memória, o pensamento e a linguagem. O signo é visto como instrumento que transforma radicalmente a mente e amplia a capacidade do homem de transformar seu ambiente físico, conhecer, criar objetos, pensar, imaginar e criar cultura.

Tal visão se diferencia das anteriormente citadas por destacar o caráter social do desenvolvimento humano. Com base em conceitos de Marx e Engels sobre o uso de instrumentos,[1] Vygotsky incorpora a noção de trabalho, processo especificamente humano que se caracteriza pela atividade orientada a um fim, bem como seu objeto e seus meios (Marx, 1985, p. 150). A idéia de que o homem pode ser definido – de acordo com Franklin – como um *toolmaking animal* (Marx, 1985, p. 151) conduz Vygotsky a desenvolver uma concepção que elege o signo como matéria principal para a construção do psiquismo humano.

Essa construção está ancorada nas *formas de vida coletivas, na sociogênese* (Vygotsky, 2000). Nessa perspectiva, é difícil conceber a cognição (entendida como função que engloba o pensamento) desvinculada da linguagem e desvinculada, portanto, dos processos de interação. Desse ponto de vista, a cognição se relaciona com a significação, com os sentidos que se constituem e se fixam nas práticas sociais, mediando as relações entre o homem e a exterioridade. Por isso, a formulação de Vygotsky insiste em que o caminho da criança até o objeto passa pelo outro e pela linguagem. Daí a importância de conceitos como o de *mediação* e o de *significação* na teorização vygotskyana e nos trabalhos inspirados por ela.

Outros autores têm dado destaque aos aspectos interativos da aquisição da linguagem. Bruner (1975, 1983) estudou díades mãe–criança e apontou esquemas interacionais de atenção e ação partilhadas que constituem o espaço comum onde emergem funções gestuais e depois verbais. Seguindo tal raciocínio, estudos recentes como o de Camaioni *et al.* (2003) descrevem um paralelismo entre o desenvolvimento gestual e vocal inicial que, durante o segundo ano de vida, modifica-se com o aumento do uso de palavras e a diminuição do uso de gestos.

No Brasil, a perspectiva sociointeracionista desenvolvida por Lemos (1986) enfocou o diálogo como *locus* de aquisição da linguagem e propôs a *especularidade,* a *complementaridade* e a *reversibilidade de papéis* (Camaioni *et al.*, 1980) como os processos que promovem a mudança de posição da criança, de interpretada para intérprete. Mais recentemente, a autora tem se interessado por outras questões relacionadas aos processos de subjetivação e às diferentes relações que a criança pode estabelecer com a língua e com o outro no processo de aquisição.

Os estudos sobre aquisição da linguagem alimentam a construção de critérios de avaliação e de categorias de análise. A proposta aqui descrita se baseia nos trabalhos de tendência interacionista.

Linhas gerais da proposta de avaliação e intervenção em grupo

O projeto do Grupo de Avaliação e Prevenção na Área das Alterações do Desenvolvimento e da Linguagem foi concebido de acordo com o trabalho colaborativo desenvolvido por um grupo de docentes do Cepre (Centro de Estudos e Pesquisas em Reabilitação Prof. Dr. Gabriel de Oliveira da Silva Porto) pertencente à Faculdade de Ciências Médicas (FCM) da Universidade Estadual de Campinas (Unicamp).

Motivado pelo desafio de atender à demanda de alguns ambulatórios do Hospital das Clínicas e da área de neonatologia do Centro de Atenção Integral à Saúde da Mulher (CAISM), que encaminhavam crianças com atrasos no desenvolvimento e na aquisição da linguagem, o grupo multidisciplinar composto por uma fonoaudióloga, uma psicóloga e uma pedagoga iniciou o trabalho avaliando, propondo estratégias de intervenção e acompanhando a evolução dos casos atendidos. A partir dos primeiros atendimentos, a idéia da equipe era implementar um trabalho em grupo que permitisse, ao mesmo tempo, promover a participação, a interação e a emergência da linguagem, e constituísse um espaço de avaliação e acompanhamento do desenvolvimento.

Entre os anos de 2001 e 2003, o projeto funcionou como piloto e permitiu à equipe acumular experiência no campo das alterações do desenvolvimento, da aquisição da linguagem e do atendimento em grupo.

Essa experiência teve fundamental importância para transformar o projeto em Estágio Curricular do Curso de Fonoaudiologia, que começou a funcionar em 2002. Em 2003, o projeto passou a fazer parte da *Disciplina FN509 – 609 – Estágio em Fonoaudiologia Clínica*. Os grupos de crianças com idades entre 2 e 4 anos passaram então a se reunir mensalmente.

Nos dias atuais, a participação das crianças no grupo envolve, inicialmente, uma entrevista social e uma triagem fonoaudiológica. Em seguida, se houver indicação, a criança é encaminhada para o grupo, onde tem início o processo de avaliação. Os encontros são sistematicamente registrados em vídeo e diário de campo. As crianças que freqüentam o grupo são encaminhadas para avaliação da audição e outras, se necessário. De acordo com a necessidade, a criança passa por avaliação fonoaudiológica específica e começa a receber atendimentos semanais individuais ou em dupla.

Em paralelo ao grupo de crianças, funciona o grupo de pais, também coordenado pelas docentes responsáveis pelo projeto. Esse grupo surgiu em função das dúvidas trazidas pelos próprios pais/responsáveis, e tem sido utilizado como espaço de reflexão sobre a dinâmica familiar e o desenvolvimento da criança. O grupo de pais favorece não apenas a expressão de sentimentos e emoções, dúvidas, preocupações e queixas em relação à criança e a seu desenvolvimento, como também o reconhecimento de diferentes aspectos no desempenho da criança (motor, linguagem, emocional etc.) e a troca de idéias e experiências entre os participantes.

Modos de avaliação e de intervenção

Uma das definições do termo *avaliação* é "valor determinado pelos avaliadores" (dicionário *Aurélio*). Avaliar é, portanto, atribuir um valor a algo. Entretanto, no caso concreto da avaliação de crianças com suspeita de atraso no desenvolvimento, esse valor é atribuído com base em um conjunto de informações, algumas das quais provisórias, sobre o sujeito em questão e suas relações com o mundo físico, a cultura e a sociedade. Por isso, não podemos deixar de enfatizar o caráter dinâmico e transitório da avaliação, assim como a necessidade de considerar os diferentes contextos de participação. Os instrumentos de avaliação do desenvolvimento foram elaborados para cumprir diferentes funções. As avaliações padronizadas, por exemplo, servem para a obtenção de dados passíveis de comparação porque aplicam o mesmo instrumento a diferentes sujeitos. Esse tipo de avaliação permite economia de tempo e recursos por utilizar os mesmos procedimentos e materiais com todos os sujeitos (Coll e Onrubia, 1996).

A avaliação assistida visa promover a aprendizagem e a mudança na própria situação de avaliação. Esse modo de avaliar envolve o uso de provas e testes, mas os procedimentos são semi-estruturados e admitem variações e intervenções do avaliador (Linhares, 1995). A avaliação contínua, em situação natural, possui outras vantagens: ela permite identificar as tendências do desenvolvimento e seus indicadores de acordo com um grande número de dados, já que considera todas as atividades realizadas pelos sujeitos nas situações de observação, assim como a história das interações que ocorrem ao longo de um período de tempo variável (várias sessões, meses ou mesmo anos).

Esse modo de avaliação é o que escolhemos para implementar no grupo de crianças com queixas de alterações no desenvolvimento e na aquisição da linguagem. As estratégias utilizadas incluem a busca de informações sobre a criança no contexto familiar, no qual ocorrem as primeiras relações sociais na interação com pais, irmãos ou outros membros.

Além dos profissionais já mencionados, o grupo conta com a participação de alunos(as)-estagiários(as) do curso de Fonoaudiologia, que interagem com as crianças e seus responsáveis. A participação dos alunos objetiva sua capacitação para o trabalho em equipe multidisciplinar bem como o desenvolvimento de habilidades e competências para investigar, intervir e prevenir alterações de desenvolvimento em crianças.

As sessões são mensais e duram até uma hora. Elas acontecem em uma sala com espelho espião, provida de equipamentos e brinquedos compatíveis com a faixa etária das crianças (2 a 4 anos). Os pais ou responsáveis, assim como irmãos e outras crianças acompanhantes, podem estar presentes e participar com as crianças. A dinâmica de funcionamento do grupo é semi-estruturada: um conjunto de brinquedos é disposto na sala para mediar as relações entre estagiários(as), docentes, crianças e pais ou responsáveis. As crianças podem brincar livremente, sozinhas, com as demais crianças e com os adultos presentes. Nessas situações, as intervenções dos adultos visam promover a comunicação e as interações de maneira geral. Tal esquema se baseia nas idéias sobre desenvolvimento anteriormente explicitadas. A concepção do desenvolvimento como função da interação da criança com seu ambiente cultural e social e o enfoque que privilegia os processos de mudança (Vygotsky, 1987; Valsiner, 1987) têm conseqüências para as características do trabalho no grupo, com destaque para:

- a preocupação com o *caráter naturalístico* da situação, que se manifesta na escolha de materiais representativos dos brinquedos e atividades mais comuns em ambientes de crianças, como brinquedos que permitam representar atividades cotidianas, outros que favoreçam a encenação de papéis prescritos como femininos e masculinos, atividades tais quais desenhar e contar histórias e a presença de diferentes adultos e parceiros, ensejando diferentes tipos de interação;
- o delineamento de uma *situação complexa*, não "simplificada" como a de laboratório, buscando representar contextos de produção e compreensão da linguagem, além da promoção de oportunidades diversas de interação (criança–criança, adulto–criança);
- a *observação longitudinal* do grupo durante um período estendido de tempo, de modo a permitir a construção de um conjunto de dados de interação, com base na concepção de desenvolvimento como processo não linear, que admite avanços, retrocessos e mudanças constantes.

Tendo em vista os princípios expostos, as avaliações do desenvolvimento e da linguagem levam em conta um conjunto de indicadores que remetem a vários aspectos da comunicação e dos modos de interação das crianças com os objetos e as pessoas, nas diversas atividades realizadas no contexto do grupo.

Aspectos observados durante a avaliação do desenvolvimento e da linguagem

Seguindo os princípios da avaliação naturalista, e em consonância com certa concepção de desenvolvimento – que o compreende como resultado de um complexo processo envolvendo aspectos individuais, biológicos e outros que decorrem dos modos de interação com o mundo social e cultural –, destacamos, a seguir, alguns dos aspectos do desenvolvimento que podem ser observados durante a avaliação a fim de identificar tendências e de construir indicadores de desenvolvimento. Os aspectos a serem observados incluem, entre outros: a manipulação de objetos, o jogo simbólico, o uso da linguagem, o jogo de papéis, os diferentes tipos de brincadeiras, os modos de interação, a construção de conceitos, a comunicação. Dentre os aspectos citados, descreveremos brevemente os três primeiros.

Exploração/significação no manuseio de objetos

O contato que uma criança estabelece com um objeto pode se dar de vários modos: ela pode pegá-lo e, em seguida, afastá-lo de si, sem demonstração de interesse ou atenção pelo referido objeto. Ou pode pegá-lo e examiná-lo, por meio de diferentes órgãos dos sentidos e realizando diferentes movimentos, como olhar para cada parte do objeto, sacudi-lo e atentar para possíveis ruídos, mudar sua posição, cheirá-lo, lambê-lo e colocá-lo na boca, tocá-lo e explorá-lo pelo tato. Conforme descrito por Rodríguez e Moro (1999), uma forma inicial de exploração baseia-se naquilo que o objeto permite, devido a suas características físicas, a suas *affordances*.[2] Assim, o objeto "bola" permite ações como tocar, prender entre duas superfícies (mão e superfície, pé e superfície, braços etc.), lançar, deslocar ao longo de uma superfície, entre outras possibilidades. Já o objeto "lápis" permite ações parcialmente diferentes das ações possíveis com o objeto "bola". Por sua vez, entre as ações possibilitadas pelo objeto "boneca" estão: manter a boneca em diferentes posições (por exemplo, presa por um pé, "de cabeça para baixo"); sacudi-la por uma de suas extremidades (mão, braço, pé etc.); puxar partes do corpo ou das roupas da boneca.

Observa-se um salto qualitativo quando o manuseio dos objetos explicita uma função, um uso convencional ou canônico. A criança pode, por exemplo, deslocar a bola, mesmo que de maneira desajeitada, e explicitar (ou sinalizar de outra forma) sua intenção de "fazer um gol". No caso da boneca, pode cobri-la com um xale, colocá-la em uma cama, entre múltiplas possibilidades. Essas ações, ainda que executadas com pouco domínio motor, estabelecem o uso canônico ou convencional do objeto, ou seja, o uso que não apenas explicita *affordances*, mas também indica a apreensão de conhecimentos próprios da cultura na qual a criança está inserida. É uma utilização que anuncia o início de conceituação dos objetos, de reconhecimento de suas funções e relações com outros objetos.

Nesse sentido, Rodríguez e Moro (1999) estudaram a apropriação do uso de dois objetos: um telefone de brinquedo e um caminhão basculante cuja carroceria era uma caixa com aberturas para o encaixe de diferentes formas geométricas. As autoras filmaram a interação entre mãe e bebê com esses dois objetos quando o bebê tinha 7, 10 e 13 meses. Observaram que os bebês, aos 7 meses, tendiam a apresentar um predomínio de usos não canônicos dos objetos (por exemplo, bater o fone no chão, levar peças à boca), e que, aos 13 meses, apresentavam muitos usos canônicos deles (como levar o fone ao ouvido, em posição de quem fala ao telefone; levar peças de encaixe na direção das aberturas da carroceria do caminhão, com ou sem sucesso no encaixe).

Tendo como objetivo uma análise baseada na noção vygotskyana de *mediação* por signos, e em se tratando de bebês que ainda não falam, as autoras buscaram em Peirce (1995) as categorias semióticas que permitiriam descrever os usos dos objetos e as trocas comunicativas. Assim, os usos dos objetos foram classificados como não canônicos (icônicos), precursores de usos canônicos – indiciais ou simbólicos. Ao mesmo tempo, os mediadores comunicativos desses usos foram considerados signos comunicativos e intencionais, com diferentes níveis de convenção, cuja função era comunicar algo ao outro, em relação aos usos do objeto. Tais mediadores poderiam pertencer a distintos sistemas semióticos, de complexidade variável. Entre os referidos mediadores, as autoras incluíram: ostensões (por exemplo, apresentar a peça a ser encaixada, bem à frente do campo de visão da criança); gestos de apontar (como apontar o espaço onde determinada peça que está na mão da criança se encaixa); e demonstrações diretas e à distância (estas últimas referindo-se à execução do uso convencional pelo adulto, sem explicações adicionais ou amplificações de sua ação).

Conforme já mencionado, os resultados indicaram que as crianças, ao longo do período estudado, apropriaram-se dos usos convencionais dos objetos. De acordo com a análise das autoras, o adulto apresentava as utilizações e ia alterando as modalidades de comunicação à medida que o bebê passava a apresentar mais usos convencionais. As autoras oferecem, assim, uma explicação do processo pelo qual um objeto se torna signo de seu uso, conforme prescrições culturais da comunidade em que a família se insere, no âmbito da interação criança–objeto–adulto.

De modo semelhante, nos grupos de crianças com alterações da linguagem, vem sendo possível observar as formas de exploração de objetos, por parte dessas crianças, e identificar competências e dificuldades no que se refere ao uso convencional de objetos.

Brincadeira de faz-de-conta e função simbólica

Outro ângulo pelo qual se pode abordar o contato da criança com objetos e brinquedos é o do início da função simbólica. Ao discutir a questão do jogo simbólico, Sinha (2005) critica as visões iniciais de Piaget e Vygotsky sobre o tema, e ressalta as concepções posteriores desses autores. Lembra que Piaget, nas últimas formulações, considerava que o desenvolvimento cognitivo inicial constituía-se, em grande parte, pelo desenvolvimento de uma "função semiótica", ou capacidade de representação. Piaget via o jogo simbólico como uma primeira instância de "representação", definida como "a evocação, em pensamento ou linguagem, de uma situação ou entidade real ou imaginária que está fora do esquema espaço-temporal do 'aqui e agora', e que, portanto, não é diretamente perceptível" (Sinha, 2005, p. 1547).

Já no que se refere a Vygotsky, Sinha (2005) lembra que esse autor considerava o jogo simbólico como o meio pelo qual as crianças internalizam relações sociais e convenções, e adquirem os instrumentos simbólicos para negociar as mudanças nos papéis dialógicos dos participantes. Sinha acredita que o jogo simbólico constitui um exemplo de "cognição virtual" em que o imaginário e o real são rearranjados em um espaço novo. O conhecimento dos jogadores sobre o "domínio do jogo" é o que caracteriza o jogo simbólico. Esse conhecimento supera os suportes imediatos do ambiente físico e as características dos objetos, e põe em relevo a linguagem como "veículo para a construção de espaços mentais imaginários e opostos aos fatos imediatos"[3] (Sinha, 2005, p. 1548). Esse processo implica a incorporação do mundo material real presente e envolve a negociação social de valores simbólicos.

Vários conceitos apresentados por Sinha parecem-nos centrais para a análise das interações das crianças nos grupos já referidos. Destacam-se os seguintes:

- o jogo simbólico como oportunidade para internalizar relações sociais e convenções: a criança pode representar papéis de mãe, pai, motorista, professora, e estruturar sua compreensão sobre esses papéis;
- o jogo simbólico como cognição virtual, com dissociação das correlações convencionais entre o mental e o físico: uma mamadeira de brinquedo serve para "alimentar" a boneca, blocos de madeira servem como cerca para animais;

- o jogo simbólico como passo na atualização do poder simbólico da linguagem na construção de espaços mentais imaginários: um carrinho de compras está cheio de frutas, a serem trazidas para casa, que, por sua vez, é delimitada por alguns móveis em miniatura ou por algumas divisórias baixas. Muitas noções como "compra", "mercado", "transporte e descarga", "casa" são assim vivenciadas e construídas.

A análise de episódios de brincadeira, observados nos grupos, nos termos propostos por Sinha, pode favorecer a compreensão do processo de construção do conhecimento, no que se refere às crianças em geral, e com especial relevância para as crianças com alterações no desenvolvimento e na aquisição da linguagem. Por meio das brincadeiras, elas podem indicar e adquirir competências pouco evidenciadas pelo foco em seu desempenho oral, algumas vezes atípico, em outras, praticamente inexistente.

Usos da linguagem

A avaliação da linguagem abrange um conjunto de aspectos que dizem respeito tanto às bases anatômicas e funcionais (audição, respiração, motricidade e voz) quanto às próprias dimensões da língua (pragmática, morfológica, sintática, semântica e fonológica).

O aspecto pragmático inclui as funções comunicativas (Halliday, 1975), a dêixis,[4] o discurso e a conversação. As bases das funções comunicativas se constituem de acordo com a relação preferencial que o bebê estabelece com a fala humana e na motivação para compartilhar interesses e experiências (Trevarthen, 1982). Espera-se que até os 2 anos de idade, em média, a criança comece a utilizar a linguagem para satisfazer suas necessidades (função instrumental), para controlar o ambiente (função reguladora), para se relacionar com outrem (função interativa), para expor e afirmar a personalidade (função pessoal), para investigar o mundo (função heurística), para brincar (função imaginativa) e para participar de situações sociais convencionais (ritual).

Estudos na perspectiva interacionista, como os de Bates (1976, 1979) e Bruner (1975), apontam que, inicialmente, o adulto atribui sentido e significado comunicativo e referencial às manifestações da criança (choro, vocalizações, olhares, movimentos). Ao atribuir o papel de interlocutor à criança, o adulto favorece os usos pragmáticos da linguagem. Entre outros trabalhos mais recentes nessa perspectiva, um estudo de Lyra (2000) observou os padrões de organização das trocas comunicativas face a face e mãe–objeto–bebê em díades mãe–bebê, durante os oito primeiros meses de vida do bebê. Os padrões de comunicação identificados foram: o *estabelecimento*, que implica ações sucessivas ou concomitantes dos parceiros; a *extensão*, que, com base no padrão anterior, permite ampliar e negociar a elaboração das ações; e a *abreviação*, em que os elementos anteriormente presentes na interação da díade aparecem de maneira condensada ou abreviada.

O trabalho de Camaioni *et al.* (2003), anteriormente citado, enfocou o início da comunicação intencional, marcado pela emergência de gestos dêiticos e pelo uso de sons parecidos com palavras. Esse processo ocorre, para muitas crianças, no último trimestre do primeiro ano de vida. Gestos para ações como apontar, mostrar, oferecer, dar ou pedir (que precisam de referências ao contexto a fim de permitir a interpretação) podem ser utilizados sozinhos ou acompanhados de emissão de sons. A pesquisa realizada com mães e crianças no final do primeiro ano de vida abordou os padrões de interação das díades. Nesse estudo, os padrões foram denominados: *atencional*, em que mãe e filho compartilham um foco comum de atenção; *convencional*, em que mãe e filho compartilham sentidos convencionais de ações ou gestos; e *simbólico*, em que há o compartilhamento de relações significado–referente.

Outras pesquisas mostraram, por sua vez, que, na seqüência dos gestos dêiticos (que devem ser interpretados de acordo com o contexto), emergem, em crianças com desenvolvimento típico, os gestos simbólicos (que representam um referente específico). No mesmo período, usualmente, entre os 12 e 15 meses, os aspectos morfossintáticos da língua podem ser identificados na emissão das primeiras palavras para nomear objetos (Nelson, 1974) ou regular a interação (Bloom, 1973).

Até os 2 anos, muitas crianças utilizam enunciados de dois elementos e flexões, orações negativas e interrogativas. Depois, a estrutura das frases se torna mais complexa e combina maior número de elementos. Por volta dos 3 anos de idade, o uso de frases coordenadas, flexões de gênero e número, verbos ser e ter, pronomes, artigos definidos e advérbios de lugar tornam-se comuns, e, logo após, as crianças utilizam emissões complexas de mais de uma oração, conjunções, subordinadas, relativos, orações negativas, marcadores interrogativos mais complexos e futuro.

Em seguida, as crianças adquirem o sistema pronominal e os verbos auxiliares, ao passo que eliminam progressivamente os erros sintáticos e morfológicos. Adquirem também as estruturas passivas, as flexões verbais e as diferentes modalidades do discurso, assim como as preposições de tempo e espaço. As aquisições mais tardias são as estruturas sintáticas complexas (passivas, condicionais, circunstanciais, de tempo), a voz passiva e as conexões adverbiais.

No que se refere ao aspecto semântico, os estudos interacionistas enfatizam a importância do contexto e das variáveis socioafetivas, tanto para a compreensão (reconhecimento de palavras, frases, evocação de objetos, atos e relações que representam) quanto para a produção (seleção de palavras, entonação pertinente, organização adequada dos elementos na frase).

Na conversação, podem ser observados: a organização formal dos elementos; a manutenção do tema; o caráter cooperativo; a quantidade e qualidade de informação (Grice, 1982); a dêixis de pessoa, lugar e tempo; a adaptação entre os interlocutores; as variações de estilo; os recursos lingüísticos utilizados e a adoção do ponto de vista do outro.

O aspecto fonológico pode ser compreendido, basicamente, de duas maneiras: 1) nas perspectivas estruturalista, comportamental, natural e biológica, os fatores de aquisição fonológica são predeterminados; 2) outras teorias (cognitiva, natural, prosódica) concebem esse processo como o produto de uma resolução ativa de problemas pelo indivíduo. Jakobson (1972) observou uma seqüência na aquisição fonológica que inclui contraste de traços mais que de sons, contraste consoante-vocal, contraste consonântico-nasal-oral e contraste grave-agudo labial alveolar. Entre os 18 meses e os 4 anos de vida, o desenvolvimento do aspecto fonológico acontece rapidamente e, nos anos posteriores, o processo se completa com a aquisição dos sons mais difíceis.

Como vemos, a aquisição da linguagem pode ser descrita em relação às dimensões que dizem respeito tanto à própria língua quanto às interações do sujeito com a língua e com os outros. Cabe aqui a questão: como essas relações, que emergem normalmente em situações espontâneas de interação, podem ser objeto de avaliação? Em que contexto é possível avaliar a linguagem de uma criança?

O fato de que grande parte dos estudos sobre aquisição da linguagem é realizada por meio da observação da interação mãe–filho, ou adulto próximo–criança chama a atenção para a importância do vínculo afetivo a fim de que a comunicação e o uso da linguagem em contexto se efetivem. Nesse sentido, as avaliações padronizadas, que seguem uma seqüência fixa de apresentação de tarefas que requerem respostas imediatas e predefinidas, não oferecem, do nosso ponto de vista, condições apropriadas à emergência da linguagem.

A confrontação dos vários modos de avaliação contribui, assim, para a reflexão sobre o problema de se tomar as categorias de interação e comunicação, e as que concernem à caracterização da língua, como indicadores puros das competências de linguagem das crianças, sem levar em consideração se o tipo de situação, os participantes e as atividades realizadas permitem a emergência dessas competências.

A avaliação em situação natural se apresenta como uma ferramenta relativamente capaz de minimizar os problemas que a interação adulto–criança, avaliador–avaliado, coloca.

A avaliação naturalista toma como dado toda manifestação de linguagem que possa ser registrada no contexto de uma situação interativa. Nesse tipo de avaliação, podem ser observados: o tipo de atenção que se estabelece; os modos de interação com os diferentes interlocutores; os olhares e o uso de gestos; a brincadeira com objetos e pessoas; se a criança inicia e/ou muda de assunto, guarda turnos, informa; os aspectos formais (morfossintáticos), pragmáticos, semânticos e fonológicos da língua em funcionamento (tipos de construções, erros ou omissões, extensão das emissões, variedade, quantidade, classes de palavras, significado léxico, referência, categorias semânticas, relações de significado entre palavras, compreensão e produção do sistema fonológico, acompanhamento de instruções, comentário, resposta a perguntas etc.).

O caráter contínuo e estendido no tempo favorece também a criação de situações variadas e condições de familiaridade entre os participantes, o que reflete na interação e na forma como as crianças se relacionam com pessoas e objetos. A avaliação, desse modo, não se limita a aspectos isolados como linguagem ou cognição, de maneira exclusiva, mas, ao contrário, engloba todos (ou todos os que for possível observar) os fatores que contribuem para o desenvolvimento da criança.

Notas

[1] Antes de tudo, o trabalho é um processo entre o homem e a natureza, um processo em que o homem, por sua própria ação, medeia, regula e controla seu metabolismo com a natureza (Marx, 1985, p. 149).

[2] As autoras utilizam o termo *affordances*, presente na literatura sobre desenvolvimento perceptivo, para indicar aquilo que é permitido pelas características físicas do objeto.

[3] No original, *counterfactual*.

[4] Dêixis: referência por meio de uma expressão cuja interpretação está relacionada ao contexto extralingüístico da enunciação.

Referências bibliográficas

BAKHTIN, M. *Estética de la creación verbal*. México: Siglo XXI, 1985.

BATES, E. *Language and context: the acquisition of pragmatics*. Nova York: Academic Press, 1976.

_____. *The emergence of symbols*. Nova York: Academic, 1979.

BLOOM, L. *One word at a time: the use of single word utterances before syntax*. Haya: Mouton, 1973.

BRUNER, J. "The ontogenesis of speech acts". *Journal of Child Language*, Cambridge, n. 2, p. 1-19, 1975.

_____. *Child's talk: learning to use language*. Nova York: Norton, 1983.

_____. *Atos de significação*. Porto Alegre: Artes Médicas, 1997.

CAMAIONI, L. *et al. L' interazione tra bambini*. Roma: Armando Armando, 1980.

_____. "A longitudinal examination of the transition to symbolic communication in the second year of life". *Infant and Child Development*, n. 12, p. 1-26, 2003. Published online in Wiley InterScience. Disponível em: <www.interscience.wiley.com>.

CHOMSKY, N. *Aspects of the theory of syntax*. Cambridge: MIT Press, 1965.

_____. *Knowledge of language: its nature, origin and use*. Londres: Preager, 1986.

_____. *Linguagem e pensamento*. Petrópolis: Vozes, 1971.

COLL, C.; ONRUBIA, J. "Inteligência, aptidões para a aprendizagem e rendimento escolar". In: COLL, C.; PALACIOS, J.; MARCHESI, A. (orgs.). *Desenvolvimento psicológico e educação. Vol. 2 – Psicologia da Educação*. Porto Alegre: Artes Médicas, 1996.

FOUCAULT, M. *Vigiar e punir: nascimento da prisão*. Petrópolis: Vozes, 1983.

GRICE, H. P. "Lógica e conversação". In: DASCAL, M. (org.). *Fundamentos metodológicos da lingüística*. v. IV. Campinas: Unicamp, 1982.

HALLIDAY, M. A. K. *Learning how to mean: explorations in the development of language*. Londres: Arnold, 1975.

JAKOBSON, R. O. *Fonema e fonologia*. Rio de Janeiro: Livraria Acadêmica, 1972.

LEMOS, C. "Interacionismo e aquisição da linguagem". *D.E.L.T.A.*, São Paulo, v. 2, n. 2, 1986.

LINHARES, M. B. M. "Avaliação assistida: fundamentos, definição, características e implicações para a avaliação psicológica". *Psicologia: Teoria e Pesquisa*, v. 11, n. 1, p. 23-31, 1995.

LYRA, M. C. D. D. "Desenvolvimento como processo de mudança em um sistema de relações historicamente construído: contribuições do estudo da comunicação no início da vida". *Psicologia: Reflexão e Crítica*, Porto Alegre, v. 13, n. 2, p. 257-68, 2000.

MARX, K. *O capital: crítica da economia política*. São Paulo: Nova Cultural, 1985.

NELSON, K. "Concept, word and sentence: interrelations in acquisition and development". *Psychological Review*, Nova York, n. 81, p. 267-85, 1974.

PEIRCE, C. S. *Semiótica*. São Paulo: Perspectiva, 1995.

PIAGET, J. *A formação do símbolo na criança: imitação, jogo e sonho, imagem e representação*. Trad. Álvaro Cabral e Christiano Monteiro Oiticica. Rio de Janeiro: Zahar, 1964.

_____. *A linguagem e o pensamento da criança*. São Paulo: Martins Fontes, 1989.

PINNEY JR., E. "The beginning of group psychotherapy: Joseph Henry Pratt, M. D., and the Reverend Dr. Elwood Worcester". *International Journal of Group Psychotherapy*, 218, p. 109-14, 1978.

PLUNKETT, K. "Conexionismo hoje". In: POERSCH, J. M. (ed.). *Psicolingüística, ciência e arte*. Porto Alegre: Edipucrs, p. 109-22, 2000.

RODRÍGUEZ, C. e MORO, C. *El mágico número tres. Cuando los niños aún no hablan*. Barcelona: Paidós, 1999.

SINHA, C. "Blending out of the background: play, props and staging in the material world". *Journal of Pragmatics*, Amsterdã, v. 37, p. 1537-54, 2005.

SKINNER, B. F. *Verbal behavior*. Nova Jersey: Prentice-Hall, 1957.

TOMASELLO, M. *Origens culturais da aquisição do conhecimento humano*. São Paulo: Martins Fontes, 2003.

TREVARTHEN, C. "The primary motives for cooperation understanding". In: BUTTERWORTH, G.; LIGHT, P. (eds.). *Studies of the development of understanding*. Brighton: The Harvester, 1982.

VALSINER, J. *Culture and the development of children's action: a cultural-historical theory of developmental psychology*. Chinchester: John Wiley and Sons, 1987.

VAN DEER VEER, R.; VALSINER, J. *Vygotsky: uma síntese*. São Paulo: Loyola, 2001.

VYGOTSKY, L. S. "Problems of general psychology". In: RIEBER, R. W.; CARTON, A. S. (eds.). *The collected works of L. S. Vygotsky*. v. 1. Nova York: Plenum, 1987.

_____. *Teoria e método em psicologia*. São Paulo: Martins Fontes, 1996.

_____. "Manuscrito de 1929". *Educação e Sociedade*, Campinas, v. 21, n. 71, p. 21-44, jul. 2000.

9. O trabalho em grupo na área de voz: considerações sobre a prática grupal educativa e terapêutica

Léslie Piccolotto Ferreira
Susana Pimentel Pinto Giannini
Daniela Cais Chieppe

Apresentação

Os avanços da fonoaudiologia, tanto no que diz respeito à sua práxis quanto aos aspectos científicos, têm determinado novas demandas que, ao surgirem, conduzem os profissionais da área a se aprofundar nos questionamentos acerca da própria atuação. Assim sendo, este capítulo pretende, após expor de maneira breve as possibilidades de atendimento em grupo observadas na área de voz, subsidiar o leitor, com referencial teórico, para a prática de ação grupal educativa e terapêutica. Para a primeira, será trazida a obra de Zabala (1998), e, para a segunda, alguns autores da psicanálise.

A história do atendimento em grupo na área de voz

Um recorte específico na área de voz evidencia que, desde seus primórdios, o fonoaudiólogo tem priorizado o atendimento clínico-terapêutico individual. Utilizando estratégias terapêuticas em sua maioria advindas das artes – teatro e música, mais especificamente –, a preocupação esteve mais centrada em princípios da medicina, em que a "cura" dos distúrbios era a meta da maioria dos terapeutas (Ferreira, 2002).

Nas duas últimas décadas, porém, a fim de dar conta de uma demanda maior de pacientes, principalmente em instituições públicas, tem se proposto um atendimento em grupo (Ferreira, 2004). Anelli (1997), com base em Luterman (1979), analisa essa questão, discutindo que o grupo 1) vai ao encontro de algumas necessidades humanas, como inclusão, controle e afeição; 2) sempre dispõe de um número de participantes que demonstra capacidade natural e espontânea para lidar com dor e sofrimento de outros; 3) auxilia no trabalho de autoconhecimento e autopercepção; 4) propicia que as pessoas possam, com maior facilidade, expor seus sentimentos, perceber que podem compartilhá-los e que serão valorizados; e finalmente, 5) é um veículo para o processamento de informações.

Vilela (2004), depois de analisar sete fonoaudiólogas atuantes na modalidade de atendimento em grupo, concluiu que, inicialmente, ao se conceber a idéia de trabalhar com grupo de pessoas, a preocupação era realmente a demanda de pacientes em fila de espera. Hoje, porém, as profissionais percebem ser essa uma forma potente de intervenção. Na leitura dessa análise, é possível concluir que a composição dos grupos realiza-se, pela maioria, independente do distúrbio que o participante venha a ter, e que alguns utilizam o critério faixa etária ou sexo, ou, pelo contexto profissional. Como aspecto positivo, falam da dinâmica que permite discutir as questões da voz dentro de uma perspectiva social; e, entre os negativos, referem-se à forma como o grupo é conduzido e concebido pelo terapeuta, e os poucos registros e divulgação dos resultados.

O atendimento em grupo pelo fonoaudiólogo se faz presente, ainda, em uma atuação denominada *assessoria*. Embora mais efetiva nos últimos anos, tem-se registro dela no final da década de 1970, com a publicação de Soares e Piccolotto (1977).

Na assessoria fonoaudiológica, os grupos são formados por profissionais da voz, na maioria das vezes constituídos por professores, cantores, teleoperadores, entre outros, e o foco pode ser exclusivamente voltado para a prevenção de alterações vocais ou incluir questões relacionadas à expressividade oral ou corporal (Ferreira, 2004).

Ainda na direção do olhar mais preventivo para os distúrbios vocais, o fonoaudiólogo cada vez mais tem atuado de modo efetivo junto ao serviço público. A aprovação de alguns projetos ou leis que pretendem garantir a saúde vocal, principalmente dos professores, também vem contribuindo para o fonoaudiólogo realizar ações em grupo, muitas vezes denominadas *oficinas* (Ferreira, 2002).

Também nas Campanhas da Voz, organizadas pela Sociedade Brasileira de Fonoaudiologia, o fonoaudiólogo sentiu a necessidade de se voltar para a organização, implantação e implementação de ações educativas em grupo. O Comitê de Voz da Sociedade Brasileira de Fonoaudiologia tem recomendado nas últimas Campanhas de Voz

> enfocar prioritariamente a importância da educação e da saúde da voz, o que pode ser realizado por meio de oficinas, vivências, palestras, aulas, debates, panfletagem, artigos ou orientações, de forma que a população atingida por essas ações tenha acesso às informações para cuidar da voz e buscar ajuda especializada, se necessário. A atuação volta-se para promoção de saúde e sensibilização da população quanto à prevenção e ao tratamento de alterações vocais.[1]

Diante dessas inserções de trabalho em grupo, duas formas de atuação se vislumbram para atuar na área de voz, embora possam ser certamente expandidas às demais áreas da fonoaudiologia: de acordo com a vertente de atuação, ou seja, na direção do objetivo a que se propõe, o fonoaudiólogo pode conduzir uma atuação grupal educativa ou terapêutica.

Pensar no atendimento em grupo, em qualquer uma dessas vertentes, porém, é considerar a complexidade de interagir com diferentes pessoas, conceitos, valores e culturas. Nessa direção, cada participante acaba por se diferenciar do outro e ao mesmo tempo se reconhecer no outro. Para o profissional que conduz, é necessário ter a clareza de perceber que, assim como cada sujeito é único e singular, "cada grupo tem sua personalidade e estilo, dois grupos nunca são iguais" (Anelli, 1997, p. 721). No tocante às dinâmicas, estas precisam ser planejadas para que as pessoas possam falar, escutar, sentir, indagar, refletir e aprender a pensar e agir.

Enfim, é preciso estabelecer que os grupos são instâncias mediadoras do coletivo capazes de oferecer ao sujeito uma cobertura também coletiva, ainda que com estreita solidariedade, tornando-o um veículo de prática social (Keil, 1993).

A vertente educativa da ação fonoaudiológica com grupos

O trabalho fonoaudiológico dirigido à promoção e prevenção de alterações vocais tem sua função relacionada ao ensino e à aprendizagem, uma vez que pretende intervir nas mudanças das condições de vida e de trabalho dos sujeitos, possibilitando que se tornem agentes de sua saúde e seu bem-estar, com otimização de suas habilidades potenciais.

O enfoque educativo da intervenção fonoaudiológica permite a constituição do grupo e dos sujeitos no espaço e no tempo e de suas relações de identidade e pertinência referentes ao objetivo que se pretende alcançar.

Para subsidiar o trabalho do fonoaudiólogo nessa vertente grupal, pode-se buscar na educação o trabalho desenvolvido por Zabala (1998). Embora ele não tenha proposto, exclusivamente, princípios para uma atuação em grupo, sua obra nos auxilia nessa direção. Catalão, formado em Filosofia e Ciências da Educação pela Universidade de Barcelona, na Espanha, Antoni Zabala preside atualmente o Instituto de Recursos e Investigação para a Formação (Irif) e é diretor do Campus Virtual de Educação da Universidade de Barcelona. Responsável pela maior transformação do sistema de ensino espanhol pós-ditadura Franco, o educador tornou-se referência internacional na educação.

A proposta de Zabala conduz à reflexão e análise das próprias práticas, pois, segundo ele, a análise da prática é inseparável da idéia de inovação, "já que só podemos inovar a partir da detecção das dificuldades e carências do que queremos mudar" (Zabala, 1998, p. 223). Dessa maneira, primeiro, o fonoaudiólogo, no papel de educador, vê-se diante de determinada situação que requer ação imediata; posteriormente, ele tem condições de refletir sobre essa ação. Convém estabelecer, para tal, que a prática educativa é processual e pode ser considerada um microssistema de organização social que conta com três etapas: o planejamento, a aplicação e a avaliação, sem as quais não haveria a caracterização do processo interventor.

O autor estabelece a classificação dos conteúdos em conceituais (o que se deve saber), procedimentais (o que se deve saber fazer) e atitudinais (o que se é).

Como *conteúdos conceituais*, consideram-se os conceitos e os princípios. Os conceitos são "conjuntos de fatos, objetos ou símbolos que têm características comuns". Enquanto "os princípios se referem às mudanças que se produzem num fato, objeto e situação em relação a outros fatos, objetos e situações e que, normalmente, descrevem relações de causa e efeito ou de correlação" (Zabala, 1998, p. 42). A aprendizagem dos conteúdos conceituais dá-se pela capacidade de compreender a definição e utilizá-la na interpretação e/ou exposição de um fenômeno ou situação. Uma relevante característica dessa categoria é o fato de que a aprendizagem não pode nunca ser considerada esgotada, uma vez que a possibilidade de ampliar ou aprofundar o conhecimento está sempre presente.

A fonoaudiologia, na medida em que realiza ações educativas, pode fazer uso dos conteúdos conceituais de modo que proponha atividades favoráveis à compreensão dos conceitos e princípios e que facilite seu uso "para interpretação ou conhecimento de situações, ou para a construção de outras idéias" (Zabala, 1998, p. 43).

Os *conteúdos procedimentais* dizem respeito às regras, técnicas, métodos, destrezas ou habilidades, estratégias, procedimentos, isto é, são "ações ordenadas e dirigidas à realização de um objetivo" (Zabala, 1998). Em geral, para aprender a realizar uma ação, é necessário realizá-la repetidas vezes. A exercitação múltipla é uma forma de aprendizagem, mas deve ser acompanhada da reflexão acerca da atividade que possibilita a consciência da ação, das formas de realizá-la e de suas condições ideais. Sobre isso, Zabala comenta: "Esta consideração nos permite atribuir importância, por um lado, aos componentes teóricos dos conteúdos procedimentais a serem aprendidos e, por outro, à necessidade de que estes conhecimentos estejam em função do uso, quer dizer, de sua funcionalidade" (Zabala, 1998, p. 45).

Para Zabala (1998), não é possível ensinar nada sem saber como a aprendizagem se produz. Portanto, segundo o autor, os objetivos devem ser esclarecidos sem perder de vista que, a princípio, aprender depende das características singulares dos aprendizes e das possibilidades de interação com o novo conhecimento em uma relação não arbitrária e que faz da aprendizagem superficial ou mecânica algo fácil de esquecer.

O ponto de partida, portanto, deve ser a significação e a funcionalidade do conteúdo, a fim de que se possa utilizá-lo quando conveniente; caso contrário, o procedimento aprendido não poderá ser utilizado em ocasião adequada.

Por *conteúdos atitudinais*, entende-se uma série de conteúdos passíveis de serem agrupados em valores (princípios ou idéias éticas que permitam às pessoas emitir um juízo sobre as condutas e seu sentido: solidariedade, respeito aos outros, responsabilidade, liberdade, entre outros), atitudes (tendências ou disposições relativamente estáveis nas pessoas para atuar de determinada maneira, ou seja, a forma como cada pessoa realiza sua conduta de acordo com valores determinados: cooperar com o grupo, ajudar os colegas, respeitar o ambiente, participar das tarefas, entre outros) e normas (padrões ou regras de comportamento que se devem seguir em determinadas situações de forma obrigatória por todos os membros do grupo social, indicativos do que se pode fazer e do que não se pode fazer nesse grupo). Diz-se que uma pessoa aprendeu uma atitude "quando ela pensa, sente e atua de uma forma mais ou menos constante frente ao objeto concreto a quem se dirige essa atitude" (Zabala, 1998, p. 47).

Na área de voz, as orientações para saúde vocal podem servir como exemplo análogo a essa proposta. Se simplesmente nos referirmos a quaisquer dos cuidados vocais, estaremos privilegiando conceitos cognitivos que não necessariamente levarão os sujeitos a significá-los.

Informar sobre os benefícios da ingestão de água pode ser menos eficaz que a observação de que, ao beber água em temperatura ambiente, em pequenos goles, no decorrer do dia ou da jornada de trabalho, se promoverá a hidratação da mucosa, a vitalidade dos tecidos e, assim, a proteção da voz. Aliada a isso, a sugestão do uso de *squeeze* ou garrafinhas descartáveis como alternativas possíveis para a prática do conhecimento reforça ou incentiva a ação. No entanto, somente a adoção das medidas sugeridas como práticas diárias é que fará delas uma atitude, conforme sugerido pelo autor. A maneira, ou as várias maneiras, como um conceito pode ser aplicado constitui o procedimento e determina a não-aleatoriedade do conhecimento, que permite a construção de sentidos e a atitude transformadora.

Outro exemplo, mais contundente, é a necessidade de determinados profissionais em aquecer a voz antes do início de sua atividade. Há uma gama de exercícios de aquecimento vocal; contudo, cabe ao fonoaudiólogo determinar o mais adequado para contextos profissionais diferentes. A inocuidade do aquecimento vocal poderá estar diretamente ligada ao tipo de exercício e/ou à forma de utilizá-lo. Portanto, para a realização do aquecimento, é importante compreender sua finalidade para cada atividade profissional, o modo adequado de execução, a duração do exercício etc. O fonoaudiólogo, enfim, prescreve com base em seus objetivos, principalmente no que tange à possibilidade de sentidos para o grupo como um todo e para cada indivíduo.

As proposições de Zabala estão firmadas na concepção construtivista da aprendizagem, que a toma como um processo de construção pessoal – o sujeito é que atribui significado a determinado objeto de ensino, contribuindo com seu interesse e disponibilidade, bem como com seus conhecimentos prévios e suas experiências. "Em tudo isto desempenha um papel essencial a pessoa especializada, que ajuda a detectar o conflito inicial entre o que se sabe e o que se deve saber" (Zabala, 1998, p. 63), estimulando o conhecimento do novo ao apontar para um desafio e para a utilidade de sua transposição.

Nesse processo, além da aprendizagem em si, vislumbra-se a possibilidade de aprender a aprender e aprender sobre a capacidade de aprender. Convém reforçar que não se limita ao saber, mas incide no saber fazer e na imagem que se tem de si mesmo; em outras palavras, sob essa perspectiva, funde-se a aprendizagem de conceitos, procedimentos e atitudes. Dentro de tal linha, o autor propõe que se possa "refletir sobre o que implica aprender o que propomos, e o que implica aprendê-lo de maneira significativa" (Zabala, 1998, p. 86).

Subsidiados por Zabala (1998) e apoiados na releitura de Picon (2004), torna-se necessário levar em conta:

- a adaptação do ensino de atitudes às necessidades e situações reais dos participantes do grupo, considerando as características e as necessidades pessoais de cada um dos sujeitos e do grupo como um todo. Para isso, levantar seus conhecimentos prévios será o ponto de partida, levando-se em consideração seus traços socioculturais e os valores que prevalecem em seu meio social, a fim de que a interpretação dos diferentes valores se adapte às características de cada um dos contextos sociais em que se encontrem;
- o aproveitamento das experiências vividas pelos participantes, usando sua realidade como um fio condutor para uma nova aprendizagem, que será transformada em novo conhecimento com base na percepção de novos elementos. Tal concepção se fundamenta na teoria construtivista de aprendizagem em que o conhecimento exige um papel ativo do sujeito na construção do novo conhecimento, buscando e interpretando as resistências da realidade. Cada elemento do grupo vai construindo novos aprendizados e novas soluções vão surgindo, sempre tendo como ponto de partida a experiência vivenciada individualmente;
- o processo de ensino-aprendizagem de atitudes, que envolve reflexão crítica do sujeito e do fonoaudiólogo em cada etapa, e que, portanto, é preciso auxiliar os participantes a relacionar essas normas a serem introjetadas com as atitudes que se queira desenvolver, em situações concretas;
- o favorecimento de modelos das atitudes que se queira desenvolver, com incentivo e promoção de comportamentos coerentes com esses modelos, para que ensaiem e provem as mudanças, apoiados pelos demais participantes por avaliações adequadas ao trabalho realizado; e
- o fomento da autonomia moral do participante, o que implica que o fonoaudiólogo estabeleça espaços para colocá-la em prática.

A fonoaudiologia precisa refletir a ação educativa como um processo de educação em saúde, a fim de entender que nossos objetivos devem coincidir com a necessidade de transformação e que o método deve se relacionar à aprendizagem. "Utilizar estes critérios para analisar nossa prática, e para reorientá-la em algum sentido, pode representar, em princípio, um esforço adicional, mas o que é certo é que pode evitar perplexidades e confusões posteriores" (Zabala, 1998, p. 86). Além disso, a proposta atual permite a expectativa de que cada sujeito do grupo se torne também um multiplicador de conhecimentos pautados em atitudes de amplitude coletiva.

A vertente terapêutica da ação fonoaudiológica com grupos

Para subsidiar o trabalho do fonoaudiólogo na vertente grupal terapêutica, pode-se buscar a psicanálise. A atuação terapêutica parte do conceito de transferência e contratransferência, ou seja, do estabelecimento de uma via de circulação das singularidades, atualizando, na cena terapêutica, desejos e fantasias inconscientes (Fuzaro e Passos, 2001). Por meio da relação estabelecida no grupo, os sujeitos expõem seus modos de ser, possibilitando a emergência das relações transferenciais.

Freud não chegou a desenvolver uma técnica de trabalho grupal, mas realizou, com a psicanálise, ampla e abrangente descrição do psiquismo humano, deixando o trabalho de desenvolver as aplicações da psicanálise aos grupos pós-freudianos, como Bion, na Inglaterra, os franceses Anzieu e, mais recentemente, Kaës, entre outros.

Wilfred R. Bion (Bléandonu e Wilfred, 1993; Sampaio, 2002), psiquiatra e psicanalista inglês, admirador da obra de Melanie Klein, iniciou seus trabalhos no exército inglês e deu prosseguimento a eles em grupos do Instituto Tavistock, compostos por pessoas com formações diversas. Bion adotou, no grupo, a postura de evitar resolver os conflitos e procurar não interferir até que os reclamantes amadurecessem os problemas e as respectivas soluções. Em linguagem clara e direta, fazendo-se compreender pelo grupo, não estabeleceu nenhuma regra de procedimento e procurou convencê-los a aceitar como tarefa o estudo de suas próprias tensões. Como, aparentemente, o grupo não tem nada a fazer, sobra-lhe tempo para observar um fenômeno análogo ao da associação livre, e os participantes se voltam a ele, esperando que faça algo. Transformado no foco de atenção do grupo, o autor interpreta essa espera e comunica aos outros participantes o que sente na situação (Bléandonu e Wilfred, 1993).

Esse método constitui a teoria de funcionamento de grupos de Bion, que é dividida em *grupo de trabalho*, ou grupo refinado, e grupos de base, ou mentalidade grupal. Por grupo de trabalho, entende-se a reunião de pessoas para a realização de uma tarefa específica, no qual cada um dos membros contribui com o grupo de acordo com suas capacidades. Nesse caso, consegue-se um bom espírito de grupo quando há: um propósito comum; o reconhecimento comum dos limites de cada membro, sua posição e sua função em relação às unidades e aos grupos maiores; a distinção entre os subgrupos internos; a valorização dos membros individuais por suas contribuições ao grupo; a liberdade de locomoção dos membros individuais dentro do grupo; e a capacidade de o grupo enfrentar descontentamentos dentro de si e de ter meios de lidar com ele (Sampaio, 2002). Para Bion, um bom resultado terapêutico depende da construção da noção de identidade grupal por parte dos membros.

Porém, na prática, Bion observou que os grupos não funcionavam dessa maneira, parecendo mobilizados por forças que levavam seus participantes a agir de forma diversa à esperada, com presença de conversas fúteis, ausência de juízo crítico, situações sobrecarregadas de emoções a exercer influências sobre o indivíduo, estímulo às emoções independentemente do julgamento, entre outras. Tal fenômeno foi denominado por ele de *mentalidade de grupos*.

O autor observa três padrões que definem esse fenômeno, segundo Sampaio (2002): 1) a demanda que os grupos apresentam por um líder, capaz de satisfazer seus membros, uma vez que são incapazes de enfrentar suas emoções sem acreditar que haja alguma espécie de

Deus, inteiramente responsável por tudo que acontece (dependência); 2) a idéia de que "está por vir um novo grupo melhorado" ou que o grupo futuramente atenderá às necessidades pessoais de seus membros (acasalamento); e 3) a luta-fuga, ou seja, "estamos reunidos para lutar com alguma coisa ou fugir dela".

Assim, conforme Barolli e Villani (2001), no trabalho com grupos terapêuticos,

> Bion identificou uma dinâmica marcada pela presença de uma tensão entre duas posições: de um lado, a participação consciente e responsável dos indivíduos com o trabalho do grupo (segundo a atividade mental de grupo de trabalho), regulada pelas dificuldades e exigências objetivas da tarefa e, de outro lado, a adesão anônima a uma mentalidade de grupo (segundo as suposições básicas de dependência, acasalamento e luta-fuga), na qual a distintividade individual como que desaparece e tudo é visto pela ótica de uma liderança implícita, a partir da qual virá a salvação para as ansiedades do grupo.

Do mesmo modo que os modelos propostos por Bion, que partem dos processos individuais para explicar os acontecimentos grupais, Anzieu adota, junto com Kaës, a noção de organizadores psíquicos inconscientes dos grupos (Anzieu, 1993). Parte do conceito de que o imaginário grupal distingue-se do imaginário individual por três princípios de funcionamentos psíquicos próprios do aparelho grupal:

- O primeiro é o princípio de *indiferenciação* entre o indivíduo e o grupo, uma espécie de despersonalização que diferencia o grupo em questão de outros ao mesmo tempo em que distingue aqueles que o compõem.
- O segundo princípio é a *auto-suficiência* do grupo, na qual predomina a busca por uma organização interna em ressonância com a realidade exterior.

- Finalmente, o terceiro princípio diz respeito à delimitação entre o interior de um grupo e seu exterior; é o princípio de *englobamento ou contenção* (Anzieu, 1993).

Tais princípios possibilitam a união não apenas dos indivíduos do grupo, como também dos processos psíquicos intersubjetivos.

Na clínica da voz, a perspectiva terapêutica no trabalho em grupo pressupõe, portanto, que o fonoaudiólogo tenha "disponibilidade para o que o paciente diz e para o que ele não diz, mas que transparece em sua voz" (Märtz, 1999, p. 208). Ao incluir o inconsciente no espaço terapêutico fonoaudiológico, abre-se a possibilidade de identificação dos aspectos singulares do adoecimento vocal e da percepção da complexidade envolvida na constituição do sintoma de voz.

Nesse sentido, o trabalho em grupo pode, por compartilhar os mesmos interesses, as mesmas dificuldades e motivações, valorizar a busca de uma solução coletiva pela troca de experiências, pela percepção da própria voz e da voz do outro, pelas diferenças e ressonâncias que fundam a identidade grupal.

Ao reunir pessoas que compartilham dificuldades semelhantes de expressão vocal, instala-se esse movimento de identificação, favorecendo que cada sujeito reconstrua a sua história de adoecimento vocal. Aos poucos, sentimentos como medo ou ansiedade vão sendo explicitados e revelam a frustração de "não ter voz", de não conseguir expressar-se social ou profissionalmente. Compartilhada, a sensação de "estar doente" possibilita mudança de estado: se fora do grupo há estranhamento dos outros em relação à alteração vocal manifestada, no grupo, cada sujeito pode sentir-se incluído em um espaço onde os outros vivem as mesmas angústias e aflições quanto à impossibilidade de se expressar.

O espaço que é inicialmente uma união de pessoas com interesses comuns transforma-se em grupo terapêutico, acolhendo o sofrimento dos participantes e possibilitando o processo de transformação. Ao fonoaudiólogo cabe a função de, a princípio, propiciar as interações e as trocas entre os participantes, dando sentido às idéias e sentimentos trazidos pelos integrantes (Marzolla e Passos, 2005). Porém, esse papel vai sendo assumido pelos participantes que, aos poucos, passam a manifestar impressões e sentimentos, que unem ou distanciam, mas que garantidamente produzem efeitos nos demais. Surgem relatos de como cada um lida com a disfonia e propostas de como enfrentar as atividades cotidianas com menor sofrimento. A observação ou sugestão de outro integrante do grupo que apresenta as mesmas limitações na produção vocal provoca, muitas vezes, a percepção imediata e a adoção de nova atitude diante da mesma situação.

Se, por um lado, a forma de qualquer adoecimento revela-se por meio de mecanismos universais, por outro, o modo como cada sujeito lida com esse adoecimento diz respeito ao domínio do particular e do singular. Então, à medida que cada participante sente-se acolhido pelo grupo e revela a maneira como singulariza a alteração vocal, a voz volta a ocupar seu lugar de laço social, movimento expressivo que toca o outro. No encontro entre as histórias de vida, hábitos e cultura, os participantes do grupo podem reconstruir seus modos de ser conforme as possibilidades pessoais, em um processo dinâmico e complexo.

Considerações finais

Parece ficar evidente que, qualquer que seja a ação grupal a ser proposta, educativa ou terapêutica, cabe ao fonoaudiólogo deixar de lado a visão estritamente organicista e cartesiana, presente de maneira marcante em sua formação. É preciso entender que, ao abrir um espaço em grupo, com crianças ou adultos, para compartilhar os mesmos interesses, dificuldades e motivações, esse profissional também abre uma escuta para a qual precisa estar preparado. Como afirma Marzolla, "o dispositivo grupal implica que o terapeuta [ou educador] participe dele" (Marzolla e Passos, 2005, p. 250). Isso passa, necessariamente, pela compreensão dos processos da constituição e dinâmica grupal, considerando o significado simbólico e o contexto sociocultural envolvidos nessa modalidade de atendimento.

Notas

[1] Disponível em: <http://www.sbfa.org.br/depto_titulo.php?id=3&ttpg_comissao=VOZ&ttpg=CAMPA NHA%20DA%20VOZ%202007&tpc=cinza>. Acesso em jul. 2007

Referências bibliográficas

ANELLI, W. "Atendimento em grupo ao disfônico". In: LOPES FILHO, O. (org.). *Tratado de fonoaudiologia*. São Paulo: Roca, p. 717-23, 1997.

ANZIEU, D. *O grupo e o inconsciente – o imaginário grupal*. São Paulo: Casa do Psicólogo, p. 227, 1993.

ÁVILA L. A. "Grupo e corpo, no enfoque do modelo de Cambridge". *Vínculo*, São Paulo, v. 1, n. 1, p. 23-9, dez. 2004.

BAROLLI, E.; VILLANI, A. "Contribuições da psicanálise para a interpretação do laboratório didático". *Educação On Line – Psicanálise*, 2001.

BLÉANDONU, G.; WILFRED R. *Bion: a vida e a obra – 1897-1979*. Trad. L. L. Hoory e M. Mortara; rev. W. Dantas. Rio de Janeiro: Imago, 1993.

FERREIRA, L. P. "Usos da voz em contexto profissional: para além da clínica terapêutica". In: FERREIRA, L. P.; ANDRADA E SILVA, M. A. (orgs.). *Saúde vocal: práticas fonoaudiológicas*. São Paulo: Roca, p. 1-17, 2002.

_____ ."Assessoria fonoaudiológica aos profissionais da voz". In: FERREIRA, L. P.; BEFI-LOPES, D.; LIMONGI, S. C. O. (orgs.). *Tratado de fonoaudiologia*. São Paulo: Roca, p. 138-49, 2004.

FUZARO, S. R. C.; PASSOS, M. C. "Considerações sobre o fenômeno transferencial na clínica da linguagem". In: PASSOS, M. C. (org.). *A clínica fonoaudiológica em questão*. São Paulo: Plexus, p. 51-70, 2001.

KEIL, I. M. "A fascinação do estar-junto". In: GROSSI, E. P.; BORDIN, J. (orgs.). *Construtivismo pós-piagetiano*. Petrópolis: Vozes, 1993.

LUTERMAN, D. "The parents in the group". In: LUTERMAN, D. (org.). *Counseling parents of hearing impaired children*. Boston: Little, Brown and Company, 1979.

MÄRTZ, M. L. W. "Algumas reflexões sobre a terapia de voz". *Distúrbios da Comunicação*, São Paulo, v. 10, n. 2, p. 205-12, 1999.

MARZOLLA, A. C.; PASSOS, M. C. "A clínica com grupos: a psicanálise e a fonoaudiologia". In: PAVONE, S.; RAFAELI, Y. M. *Audição, voz e linguagem: a clínica e o sujeito*. São Paulo: Cortez, p. 240-51, 2005.

PICON, P. "O ensino de conteúdos atitudinais na Faculdade de Medicina".Zapt – Prática Educativa – Textos, Artigos e Reflexões, 2004. Disponível em:<http://www.ufrgs.br/tramse/med/textos/2004_08_26_tex.htm>. Acesso em jul. 2007.

SAMPAIO, J. R. "Bion's group dynamics and the work organizations". *Psicol.* USP, São Paulo, v. 13, n. 2, p. 277-91, 2002.

SOARES R. M. F.; PICCOLOTTO, L. P. *Técnicas de impostação e comunicação oral*. São Paulo: Loyola, p. 108, 1977.

VILELA, F. C. *A voz na clínica fonoaudiológica: grupo terapêutico como possibilidade*. 2004. Monografia (Especialização em Fonoaudiologia – Voz) – PUC-SP/Cogeae, São Paulo.

ZABALA, A. *Práticas educativas – como ensinar*. São Paulo: Artmed, 1998.

10. Grupo de apoio ao paciente submetido à cirurgia de cabeça e pescoço

Rosane Sampaio Santos
Lauro Araki

Eu não perdi somente a voz... perdi a capacidade
de expressar quem eu sou...
(Depoimento de um laringectomizado)

O ser humano é gregário por natureza e existe, ou subsiste, em função de seus inter-relacionamentos. Vocal em sua essência, apresenta desde o nascimento suas manifestações vocais intencionais de comunicação. No entanto, é quase inconcebível que, após boa parte de sua vida contando com a voz para se comunicar, o homem passe a ter de conviver com a realidade de não mais possuí-la e então vivenciar o silêncio, muitas vezes seguido do isolamento social (Oliveira, 2005). Essa é a situação vivenciada por muitos pacientes que tiveram câncer de laringe e necessitaram realizar laringectomia total.

É possível reconhecer que o câncer de laringe, quando requer remoção total desse órgão, ameaça intensamente a qualidade de vida dos pacientes, uma vez que as funções de fonação, respiração e deglutição tornam-se comprometidas de modo acentuado. A falta de comunicação oral resultante dessa condição pode ser vista como a principal seqüela, podendo comprometer de forma importante o relacionamento social e familiar (Costa, 2001; Greco, 2003). A reabilitação fonoaudiológica tem por finalidade recuperar a fonação do paciente, o que implicará diretamente sua reintegração social.

Câncer de laringe

Os tumores de cabeça e pescoço são doenças heterogêneas com estadiamento, tratamento e prognóstico independentes. Pesquisas epidemiológicas revelam que a prevalência desses tumores tem aumentado significativamente e, hoje, constituem uma preocupante patologia maligna no adulto. O câncer de laringe representa 25% dos tumores malignos dessa região; sua incidência equivale a aproximadamente 1% de todas as lesões malignas do organismo humano (Noronha e Dias, 1997).

No Brasil, os tumores malignos da laringe apresentam alta incidência, sendo o sexto sítio mais comum dos tumores malignos no sexo masculino, com 2.300 óbitos registrados em 1996. Segundo a American Cancer Society, em 1999 foram registrados 10.600 novos casos de câncer da laringe e hipofaringe nos Estados Unidos, com 4.200 óbitos (Inca, 2000). A etiopatogenia do câncer de laringe evidencia o fumo e o álcool como os principais fatores de risco (Cattaruzza Maisonneuve e Boyle, 1996; Lopez-Abente *et al.*, 1992). Todavia, fatores relacionados à dieta, exposição a serragem e ao asbesto também vêm sendo apontados na literatura científica (Muscat e Wynder, 1992).

Investigações sobre métodos de preservação da laringe, bem como de diversas estratégias de radioterapia e combinações de quimiorradioterapia, têm sido incessantemente consideradas no tratamento do paciente com câncer de laringe (Devita, Hellmann e Rosenberg, 1997). Assim, principalmente quando referido a tumores avançados, o tratamento cirúrgico indicado implica a mutilação devido à retirada do órgão e, em decorrência, das pregas vocais.

O paciente laringectomizado tem como seqüela o estigma do traqueostoma terminal definitivo, fato que proporcionará grande impacto em sua capacidade de comunicação vocal e qualidade de vida. Infelizmente, como o resultado desse tratamento cirúrgico, primariamente curativo, 50% dessa população se isola social e profissionalmente (Bowling, 1995).

Em 1993, o WHOQOL (World Health Organization – Quality of Life Group) definiu qualidade de vida como:

[...] uma percepção individual da posição do indivíduo na vida, no contexto de sua cultura e sistema de valores nos quais ele está inserido e em relação aos seus objetivos, expectativas, padrões e preocupações. É um conceito de alcance abrangente afetado de forma complexa pela saúde física, estado psicológico, nível de independência, relações sociais e relações com as características do meio ambiente do indivíduo. (WHOQOL, 1993)

Laringectomia total e a nova voz

A primeira laringectomia total data de 1873, realizada por Theodore Billroth. Desde o advento dessa técnica cirúrgica, tornou-se claro o desafio decorrente do procedimento: instaurar um meio de comunicação oral efetivo que substituísse a produção vocal laríngea.

A laringectomia total é recomendada em indivíduos com câncer de laringe em estágios III e IV para erradicação do tumor. Em tal cirurgia, removem-se as estruturas que produzem o som laríngeo – o esqueleto cartilaginoso, as bandas ventriculares, as pregas vocais e os músculos adjacentes. A parte superior da hipofaringe é suturada à base da língua e a traquéia terminal é tracionada e fixa na pele das regiões anterior e mediana do pescoço.

Os pacientes submetidos a tratamento cirúrgico sofrem alterações em sua imagem corporal. No paciente laringectomizado, a mudança da imagem é percebida pela presença do traqueostoma definitivo. A imagem corporal (IC) constitui um conceito abstrato que todo ser humano possui definido como o que nós sentimos e pensamos sobre nosso corpo e nossa aparência corporal. O modo como o indivíduo reagirá à sua imagem corporal dependerá das estratégias de enfrentamento, da origem da alteração, da importância da nova imagem para o futuro e do apoio profissional e familiar.

O procedimento denominado *laringectomia total* resulta em profundo impacto na vida dos pacientes, levando a uma ruptura abrupta da comunicação oral, comprometendo de maneira significativa o relacionamento social e familiar. A reabilitação fonoaudiológica tem por finalidade recuperar a fonação do paciente, o que implicará também sua reintegração social e do próprio corpo, após "a frustração com a mutilação física e a perda da voz" (Greco *et al.*, 2003).

A produção da voz esofágica como substitutiva da voz laríngea teve o início de sua história antes da laringectomia total de Billroth. Data de 1851, quando Reinaud (*apud* Behlau, Pontes e Zimer, 1988) relatou o caso de um indivíduo que apresentava boa voz esofágica, desenvolvida por conta de uma estenose de laringe. Em nosso meio, o método de reabilitação vocal por meio do desenvolvimento da voz esofágica apresenta uma porcentagem de sucesso ainda pouco satisfatória, perfazendo um índice de 50%.

A grande vantagem do desenvolvimento da voz esofágica é a de se evitar cirurgias adicionais ou uso de próteses; porém, apenas 50% dos laringectomizados obtêm uma voz considerada satisfatória. Os pesquisadores Choy *et al.* (2001) chamam atenção para o fato de a voz esofágica não possuir intensidade adequada em uma conversação realizada em ambiente ruidoso.

Os autores Jorge, Gregio e Camargo, (2004) estudaram dois grupos de laringectomizados totais, sendo um com fonação esofágica e outro com prótese traqueoesofágica, comparando-os a um indivíduo-referência. Concluíram que a prótese traqueoesofágica propiciou resultados mais próximos aos do indivíduo-referência, em termos de intensidade, freqüência fundamental e tempo máximo de fonação. Finizia *et al.* (1998) afirmam que os pacientes com prótese traqueoesofágica de seu estudo demonstravam um sentimento de realização e prazer após treinamento com sucesso na obtenção de uma voz socialmente aceita.

Dessa maneira, outros meios de produção de voz em substituição à da laringe têm sido desenvolvidos, e a prótese traqueoesofágica vem sendo apontada como recurso viável e eficaz para se prover um meio de comunicação oral ao laringectomizado total (Blom, Singer e Hamaker, 1986; Van *et al.*, 1998), chegando a ser considerada o "maior avanço técnico para restauração da voz de laringectomizados totais" (Labruna e Huo, 1995).

Experiência com o Coral de Laringectomizados, estabelecendo atividade de grupo, tem apresentado bons resultados. A melodia frasal e o canto foram os aspectos com maior relevância de melhora nos conceitos de avaliação vocal. Isso pode sugerir que a terapia fonoaudiológica com ênfase em variação melódica para pessoas laringectomizadas com prótese traqueoesofágica e voz esofágica é capaz de melhorar a qualidade da comunicação desses sujeitos, que, segundo a literatura, apresentam tendência à voz monótona. Sendo assim, os exercícios melódicos utilizados no exercício vocal parecem ter influído positivamente nos resultados e a estratégia do canto, auxiliado os laringectomizados a aproveitar melhor a fonte sonora obtida por intermédio da prótese traqueoesofágica e/ou voz esofágica.

Embora o desempenho na voz cantada seja, a nosso ver, bastante dependente de espontaneidade ou desinibição por parte da pessoa que canta, podemos considerá-la relevante a partir do momento em que a superação se põe na questão "do não ter voz ao falar, ao poder cantar", além de constituir uma atividade prazerosa ao paciente, ao familiar e à equipe envolvida.

Grupo de apoio

A arte de viver
É simplesmente arte de conviver...
(Mário Quintana)

A essência de todo e qualquer indivíduo consiste no fato de ele ser portador de um conjunto de sistemas: desejos, identificações, valores, capacidade, mecanismos defensivos e, sobretudo, necessidades básicas, como a dependência e a vontade de ser reconhecido pelos outros, com os quais é compelido a viver. Assim, como os mundos interior e exterior são a continuidade um do outro, o individual e o social não existem separadamente; antes, se diluem, se interpenetram, complementam-se e se confundem entre si.

A fonoaudiologia, constituída como a clínica do sintoma, depara com diferentes grupos de indivíduos e suas "insígnias". A atividade de grupo ainda representa um terreno novo e desconhecido dessa ciência. O fazer clínico visa a uma mudança de posição do sujeito no (seu) mundo, por valorização de suas capacidades e potencialidades. As apropriações de ações sociais são acessadas no contexto do grupo terapêutico.

Desavisadamente, podemos, em um primeiro momento, deixar de reconhecer a amplitude da ação e o valor de suporte dos grupos denominados pela psicologia *de auto-ajuda*, aqui chamados grupos de apoio pelas finalidades educacionais e de apoio mútuo. O grupo de apoio procura auxiliar a pessoa a identificar seus problemas relacionados a eventos traumáticos decorrentes do acometimento de doenças de natureza aguda e/ou crônica.

Zukerfeld (1992) pontua que o grupo, ao compartilhar experiências comuns, proporciona a seus integrantes enorme energia, que pode ser destinada às exigências da vida, à ressocialização e à recuperação. O autor estabelece o funcionamento das três *anças*: com base nas semel*hanças* gera-se a esper*ança* e o aumento da confi*ança* dos indivíduos em suas próprias capacidades.

Reabilite-se

Reabilite-se – Grupo de Apoio ao Paciente Submetido a Cirurgia de Cabeça e Pescoço estende também seu espaço aos familiares. Criado em 1995, pelo Serviço Integrado de Cabeça e Pescoço de Curitiba, sob direção do Dr. Lauro Araki, tem como finalidade atender às necessidades do paciente e dos familiares, propiciando melhor adaptação e reabilitação após o tratamento oncológico.

As atividades propostas a fim de se promover maior interação dos pacientes são coordenadas pelos profissionais da equipe: oncologistas, fonoaudiólogos, fisioterapeutas, nutricionistas, psicólogos, odontólogos, assistentes sociais e profissionais de enfermagem.

O caminho percorrido pelo grupo desde sua formação se delineia na construção de um espaço iniciado com o intuito de estabelecer atividades educativas e sociais entre os pacientes, possibilitando ferramentas que auxiliem em sua reinserção social.

O primeiro caminho seguido foi o de constituir um clube que possuísse caráter interativo e de descontração, com bingos, coral e bailes. As atividades interativas, porém, pareciam não suprir o verdadeiro sentido das reuniões quinzenais. Diante da percepção dos profissionais e da colocação dos pacientes, buscaram-se atividades didáticas com palestras dos membros da equipe. Mas o desconforto, a sensação de que se podia realizar algo mais que aqueles encontros ficava clara, principalmente ao deparar com os momentos mais ricos das reuniões, que ocorriam durante o "cafezinho", situação na qual pacientes e familiares realizavam suas trocas de experiências. Pôde-se observar, então, que ali estava o grande efeito do trabalho.

Após reavaliação das atividades educativas, sociais e culturais, observou-se a importância do caráter de interação de todos os envolvidos, fato que trazia implícita a necessidade da explanação em forma de depoimentos espontâneos e sinceros de suas angústias, medos, realizações; de compartilhar suas vitórias e conquistas; de encontrar apoio naqueles que conseguissem "espelhar" suas limitações e buscar conforto ao estar com a equipe de profissionais que participara diretamente do tratamento oncológico.

Um dos episódios mais marcantes aconteceu em uma das reuniões coordenadas pela psicologia, na qual abriu-se a fala para os familiares. Surgiu na ocasião o "relato doloroso" de uma esposa que confessava não saber lidar com o marido agora laringectomizado; "não compreendê-lo" a angustiava.

As maiores dificuldades dos familiares em enfrentar e lidar com essa experiência estão relacionadas com o aumento da responsabilidade do cuidador e a falta de informação para oferecer apoio (Oliveira, 1998). Temas como imagem corporal, sexualidade, trabalho, aceitação social, entre outros, passaram a ser discutidos pelo grupo. O estoma, assunto inicial, parecia não ser mais o ponto de maior significação.

Diante desse novo recomeço, os pacientes apresentaram uma postura de responsabilidade diante da recuperação e reintegração à vida familiar e social. Os direitos e deveres do cidadão com câncer tornaram-se cartilha na vida cotidiana, e os integrantes do grupo, unidos, agora formam um grupo que ganha força. Perante todo esse movimento, criou-se uma associação sem fins lucrativos denominada Reabilite-se, que, com o apoio do Rotary Club – Curitiba Leste, conquistou uma sede e passou a constituir um espaço terapêutico e de auxílio na reabilitação de pacientes submetidos ao tratamento do câncer de cabeça e pescoço.

As reuniões do grupo permanecem mensais, mas agora a associação, administrada por um Conselho Diretor e Fiscal composto pelos próprios pacientes, tem sua agenda de atividades. A força de um grupo de apoio que ultrapassou o sentido de busca de ajuda para transferir ao paciente e a seus familiares a responsabilidade pela reinserção social.

Referências bibliográficas

BEHLAU, M. S.; PONTES, P. A. L.; ZIEMER, R. "Reabilitação vocal do paciente laringectomizado". In: FERREIRA, L. P. *Trabalhando a voz: vários enfoques em fonoaudiologia*. 3. ed. São Paulo: Summus, 1988.

BLOM, E. D.; SINGER, M. I.; HAMAKER, R. C. "A prospective study of tracheoesophageal speech". *Arch. Otolaryngol. Head Neck Surgery*, Chicago, v. 112, n. 4, p. 440-7, abr. 1986.

BOWLING, A. *Measuring disease*. Buckingham: Open University, 1995.

CATTARUZZA, M. S.; MAISONNEUVE, P.; BOYLE, P. "Epidemiology of laryngeal cancer". *European Journal of Cancer. Part B, Oral Oncology*, v. 32B, n. 5, p. 293-305, set. 1996.

CHOY, H. S. *et al.* "Functional characteristics of a new eletrolarynx 'Evada' having a force sensing resistor sensor". *Journal of Voice*, Filadélfia, v. 15, n. 4, p. 592-9, 2001.

COSTA, C. C. *et al.* "Reabilitação vocal de laringectomizados com prótese traqueoesofágica". *Revista Brasileira de Otorrinolaringologia*, São Paulo, v. 65, n. 5, p. 707-14, 2001.

DEVITA, V. T. J.; HELLMANN, S.; ROSENBERG, S. A. *Cancer: principles e practice of oncology*. Filadélfia: Lippincott, Williams e Wilkins, 1997.

FINIZIA, C. *et al.* "Quality of life and voice in patients with laryngeal carcinoma: a post-treatment comparison of laryngectomy (Salvage Surgery) versus radiotherapy. *The Laryngoscope*, Baltimore, v. 10, n. 8, p. 1566-73, 1998.

GRECO, A. M. *et al.* "Voz esofágica após faringolaringectomia e paralisia do hipoglosso – relato de caso". *Pró-fono Revista de Atualização Científica*, Barueri, v. 15, n. 1, p. 41-4, jan./abr. 2003.

INCA; MINISTÉRIO DA SAÚDE; GOVERNO FEDERAL. *Estimativa da incidência e mortalidade por câncer no Brasil 2000.* Rio de Janeiro, 2000.

JORGE, M. S.; GREGIO, F. N.; CAMARGO, Z. "Qualidade vocal em indivíduos submetidos a laringectomia total: aspectos acústicos de curto e de longo termo em modalidades de fonação esofágica e traqueoesofágica". *Cefac*, São Paulo, v. 6, n. 3, p. 319-28, jul./set. 2004.

LABRUNA, A.; HUO, J. "Tracheoesophageal puncture in irradiated patients". *Ann. Otol. Rhinol. Laringol.*, v. 104, n. 2, p. 279-81, 1995.

LOPEZ-ABENTE, G. *et al.* "Tobacco smoking, alcohol consumption, and laryngeal cancer in Madrid". *Cancer Detection and Prevention*, v. 16, n. 5-6, p. 265-71, maio 1992.

MUSCAT, J. E.; WYNDER, E. L. "Tobacco, alcohol, asbestos, and occupational risk factors for laryngeal cancer". *Cancer*, Filadélfia, v. 69, n. 9, p. 2244-51, 1992.

NORONHA, M. J. R.; DIAS, F. L. "Epidemiologia – etiopatologia e fatores etiológicos do câncer da laringe – potencial para quimioprevenção". In: NORONHA, M. J. R.; DIAS, F. L. (orgs.). *Câncer da laringe: uma abordagem multidisciplinar.* Rio de Janeiro: Revinter, p. 4-7, 1997.

OLIVEIRA, F. J. *O colesterol total sérico como fator de risco para o desenvolvimento de doença cardíaca coronariana em idosos: uma meta-análise qualitativa.* 1998. Dissertação (Mestrado em Serviço Social) – Instituto de Medicina Social, Universidade do Estado do Rio de Janeiro, Rio de Janeiro.

OLIVEIRA, I. B. *et al.* "Comunicação oral de laringectomizados com prótese traqueoesofágica: análise comparativa pré e pós-treino". *Pró-Fono R. Atual. Cient.*, Barueri, v. 17, n. 2, p. 165-74, maio 2005.

VAN, A. S. *et al.* "Acoustical analysis and perceptual evaluation of tracheoesophageal prosthetic voice". *Journal of Voice*, Filadélfia, v. 12, n. 2, p. 239-48, 1998.

WHOQOL *(World Health Organization – Quality of Life Group). World Health Organization.* Disponível em: <http://www.who.int/mas/mnh/mhp/ql.htm>, 1993.

ZUKERFELD, R. *Acto bulímico, cuerpo y tercera tópica.* Buenos Aires: Ricardo Vergara, 1992.

Currículo dos autores

ANA CRISTINA GUARINELLO é fonoaudióloga e doutora em Estudos Lingüísticos pela Universidade Federal do Paraná (UFPR), docente do curso de graduação em Fonoaudiologia e do mestrado e doutorado em Distúrbios da Comunicação da Universidade Tuiuti do Paraná (UTP). Nessa Universidade, coordena o Núcleo de Trabalho Linguagem, Surdez e Educação, desde 2002, constituído por pesquisadores envolvidos na investigação de aspectos referentes à surdez. Seu e-mail: ana.guarinello@utp.br.

ANA PAULA BERBERIAN é fonoaudióloga e pós-doutora pelo Programa de Pós-graduação em Letras pela Universidade Federal do Paraná (UFPR), doutora em História pela PUC-SP, docente do curso de graduação em Fonoaudiologia e do mestrado e doutorado em Distúrbios da Comunicação pela Universidade Tuiuti do Paraná (UTP). Nessa Universidade, coordena o Núcleo de Trabalho Fonoaudiologia e Linguagem Escrita. Entre suas produções, destaca-se a participação em *Letramento: referências em saúde e educação*.[1] Seu e-mail: asilva@utp.br

ANA PAULA SANTANA é fonoaudióloga e especialista em Linguagem pelo Conselho Federal de Fonoaudiologia (CFFa), mestre e doutora em Lingüística pela Unicamp, docente do curso de graduação em Fonoaudiologia e do mestrado e doutorado em Distúrbios da Comunicação pela Universidade Tuiuti do Paraná (UTP). Nessa Universidade, coordena o Núcleo de Trabalho Aspectos Preventivos, Avaliativos e Terapêuticos da Linguagem Oral. Entre suas produções, destaca-se a obra *Escrita e afasia*.[2] Seu e-mail: anaposantana@hotmail.com

ADRIANA LIA FRISZMAN DE LAPLANE é pedagoga, mestre e doutora em Educação pela Unicamp, com pós-doutorado pela Universidade de Birmingham (Inglaterra). É docente do curso de Fonoaudiologia da Unicamp. Suas áreas de interesse são: o desenvolvimento humano, a aquisição da linguagem oral e escrita, a interação social e a aprendizagem. Seu e-mail: adrifri@fcm.unicamp.br.

CECÍLIA GUARNIERI BATISTA é psicóloga, cursa pós-doutorado na Faculdade de Educação da Unicamp, e é doutora em Psicologia pela USP. Também é docente do curso de graduação em Fonoaudiologia e da pós-graduação

---

[1] BERBERIAN, A. P. *et al.* (orgs.). *Letramento: referências em saúde educação*. São Paulo: Plexus, 2006.

[2] SANTANA, A.P. *Escrita e afasia: a linguagem escrita na afasiologia*. São Paulo: Plexus, 2002.

em Saúde da Criança e do Adolescente da Unicamp. Realiza projetos integrados de pesquisa e intervenção na área do desenvolvimento de crianças com deficiências e alterações de origem orgânica. Seu e-mail: cecigb@fcm.unicamp.br.

CLAUDIA REGINA MOSCA GIROTO é fonoaudióloga, mestre e doutora pelo Programa de Pós-graduação em Educação pela Faculdade de Filosofia e Ciências (FFC) da Unesp, *campus* de Marília; é docente do Departamento de Educação Especial e do Aprimoramento em Fonoaudiologia, Fisioterapia e Terapia Ocupacional Aplicadas às Necessidades Educacionais Especiais da FFC. É membro do grupo de pesquisa Diferença, Desvio e Estigma, certificado pelo CNPq, que realiza pesquisas sobre inclusão. Entre suas produções, destaca-se a organização do livro *Perspectivas atuais da fonoaudiologia na escola.*[3] Seu e-mail: claudia.mosca@marilia.unesp.br.

CRISTINA BROGLIA FEITOSA DE LACERDA é fonoaudióloga, pós-doutora pelo Consiglio Nazionale di Ricerca (CNR), em Roma, doutora em Educação pela Unicamp, docente do curso de graduação em Fonoaudiologia e do mestrado e doutorado em Educação da Universidade Metodista de Piracicaba (Unimep). Nessa Universidade, coordena o Grupo de Pesquisa Surdez e Abordagem Bilíngüe. Entre suas produções, destaca-se a organização e participação no *Caderno Cedes* com o estudo "Educação, surdez e inclusão social".[4] Seu e-mail: clacerda@unimep.br.

DANIELA CAIS CHIEPPE é fonoaudióloga e mestre pelo Programa de Estudos Pós-graduados em Fonoaudiologia pela PUC-SP. Seu e-mail: danycais@msn.com.

EDWIGES MARIA MORATO é professora do Departamento de Lingüística da Unicamp, onde obteve o título de doutora após um período de estudos na Université de Paris III. Com pós-doutorado na Université de Paris XII, é pesquisadora do CNPq e da Fapesp, atuando no campo dos estudos que relacionam linguagem e cognição. Entre suas produções destacam-se as obras *Referenciação e discurso*[5] e *Linguagem e cognição.*[6] Seu e-mail: edwiges@iel.unicamp.br.

---

[3] GIROTO, C. R. M. *Perspectivas atuais da fonoaudiologia na escola.* São Paulo: Plexus, 1999.

[4] LACERDA, C. B. F. "Educação, surdez e inclusão social". *Caderno Cedes*, Campinas, v. 26, n. 69, maio/out. 2006.

[5] KOCH, I.; MORATO, E. M.; BENTES, A. C. *Referenciação e discurso.* São Paulo: Contexto, 2005.

[6] MORATO, E. M. *Linguagem e cognição: as reflexões de L. S. Vygotsky sobre a ação reguladora da linguagem.* São Paulo: Plexus, 1996

214 SANTANA · BERBERIAN · GUARINELLO · MASSI

FABIO LUIZ DIAS é psicólogo clínico de abordagem psicanalítica, com pós-graduação em Psicologia Clínica pela Universidade Tuiuti do Paraná (UTP), especialização em História pela Faculdade Estadual de Filosofia da Universidade Estadual do Norte do Paraná (Uenp), graduação em História e Geografia pela Universidade Estadual do Norte Pioneiro, além de ser professor. Participa de grupos de estudo e investigação clínica sobre Sintomas da Condição Humana. Suas áreas de interesse são: inserção do sujeito na sociedade e as especificidades da linguagem. Seu e-mail: fabiodiaspsi@uol.com.br.

GISELLE MASSI é fonoaudióloga, mestre e doutora em Lingüística pela Universidade Federal do Paraná (UFPR), docente do curso de graduação em Fonoaudiologia e da pós-graduação em Distúrbios da Comunicação da Universidade Tuiuti do Paraná (UTP). Realiza projetos de pesquisa e intervenção relacionados à linguagem escrita. Seu e-mail: giselle.massi@utp.br.

IVONE PANHOCA é fonoaudióloga e professora da Faculdade de Fonoaudiologia da PUC-Campinas, doutora em Ciências pelo Instituto de Estudo de Linguagem da Unicamp e pós-doutora pela University of Houston, pela Washington University em St. Louis e pela Universidade de Salamanca. Seu e-mail: i.panhoca@terra.com.br

LAURO ARAKI é médico formado pela Universidade Federal do Paraná (UFPR), especialista em Oncologia, Cirurgia de Cabeça e Pescoço e Nutrologia, e doutorado-Ph.D. em Cirurgia pela Universidade de Gunma (Japão). É ainda coordenador do Clube do Laringectomizado – centro de reabilitação de pacientes submetidos a tratamento oncológico.

LÉSLIE PICCOLOTTO FERREIRA é fonoaudióloga, doutora pelo Programa de Pós-graduação em Distúrbios da Comunicação pela Universidade Federal de São Paulo (Unifesp-EPM), docente do curso de graduação em Fonoaudiologia e do Programa de Estudos Pós-graduados em Fonoaudiologia da PUC-SP. Nessa Universidade, coordena o Laboratório de Voz e a linha de pesquisa Voz – Avaliação e Intervenção Fonoaudiológica. Entre suas produções, destaca-se a organização e participação em *Tratado de fonoaudiologia*.[7] Seu e-mail: leslieferreira@yahoo.com.

MARIA CONSUÊLO PASSOS é doutora em Psicologia Social pela PUC-SP, mestre em Psicologia pela PUC-Rio, professora do Programa de Pós-graduação em Psicologia da Universidade São Marcos e pesquisadora de Desenvolvimento Humano e Família. Desenvolve no momento pesquisa sobre novas formas de família. Seu e-mail: mcpassos@uol.com.br.

---

[7] FERREIRA, L. P. *et al*. (orgs.). *Tratado de fonoaudiologia*. São Paulo: Roca, 2004.

ABORDAGENS GRUPAIS EM FONOAUDIOLOGIA 215

MARIA FERNANDA BAGAROLLO é fonoaudióloga e mestre em Educação pela Universidade Metodista de Piracicaba (Unimep). É doutoranda pelo Programa de Saúde da Criança e do Adolescente (Departamento de Pediatria - FCM) da Unicamp. Seu e-mail: maria.fer@uol.com.br.

MARIA LETÍCIA MACHADO é fonoaudióloga, mestre em Distúrbios da Comunicação pelo Programa de Pós-graduação em Distúrbios da Comunicação da Universidade Tuiuti do Paraná (UTP), especialista em Linguagem pelo Cefac-RJ e especialista em Voz pela Universidade Estácio de Sá (UES-RJ). Atua na Secretaria de Saúde da Prefeitura do Rio de Janeiro. Seu e-mail: maria_letícia2005@hotmail.com.br.

MARIA REGINA FRANKE SERRATTO é fonoaudióloga e mestre em Distúrbios da Comunicação pelo Programa de Pós-graduação da Universidade Tuiuti do Paraná (UTP). É coordenadora e docente do curso de graduação em Fonoaudiologia e docente do curso de Comunicação Social – habilitação em Jornalismo da UTP. Participa, nessa mesma Universidade, do Núcleo de Trabalho Procedimentos Preventivos, Avaliativos e Terapêuticos na Linguagem Oral. Seu e-mail: maria.serrato@utp.br.

MARILDA BAGGIO SERRANO BOTEGA é fonoaudióloga, com especialização em Psiquiatria e Psicologia Clínica da Infância. É docente do curso de Fonoaudiologia da Unicamp e suas áreas de interesse são: fonoaudiologia em neonatologia e aquisição da linguagem. Seu e-mail: marilda@fcm.unicamp.br.

ROSANE SAMPAIO SANTOS é fonoaudióloga e responsável pelo Setor de Fonoaudiologia do Reabilite-se (Grupo de Apoio ao Paciente Submetido a Cirurgia de Cabeça e Pescoço), com atuação em Fonoaudiologia Hospitalar. É docente do curso de Fonoaudiologia da Universidade Tuiuti do Paraná (UTP), mestre em Distúrbios da Comunicação e doutoranda em Medicina Interna e Ciências da Saúde pela Universidade Federal do Paraná (UFPR). Seu e-mail: rosanesampaio@onda.com.br.

SADAO OMOTE é graduado, mestre e doutor em Psicologia pelo Instituto de Psicologia da USP e livre-docente em Educação Especial pela Faculdade de Filosofia e Ciências da Universidade Estadual Paulista (Unesp). É professor titular aposentado do Departamento de Educação Especial da Faculdade de Filosofia e Ciências (FFC) da Unesp, *campus* de Marília. Atualmente, exerce as funções de professor adjunto no mesmo Departamento e a de professor orientador do Programa de Pós-graduação em Educação da Unesp, *campus* de Marília. Seu e-mail: somote@uol.com.br.

SILVIA FRIEDMAN é fonoaudióloga especializada no atendimento dos problemas da fluência, mestre e doutora em Psicologia Social, professora titular da PUC-SP, onde leciona nos cursos de graduação e pós-graduação em Fonoaudiologia, além de coordenar a Especialização em Linguagem. Nessa instituição, desenvolve investigações na linha de pesquisa Linguagem e Subjetividade. É também autora de diversos livros, capítulos de livro e artigos científicos sobre o tema gagueira. Seu e-mail: silfriedman@terra.com.br.

SUSANA PIMENTEL PINTO GIANNINI é fonoaudióloga, mestre pelo Programa de Pós-graduação em Fonoaudiologia da PUC-SP, doutoranda em Epidemiologia pela Faculdade de Saúde Pública da USP, docente do curso de especialização em Voz da PUC-Cogeae, fonoaudióloga do Hospital do Servidor Público Municipal de São Paulo e da Derdic/PUC-SP. Seu e-mail: ppgiannini@uol.com.br.